Norbert Messing

Lebensmittel als Arznei

Praktische Ernährungsmedizin bei
Arteriosklerose, Diabetes und anderen
Zivilisationskrankheiten

Mit einem aktuellen
Lexikon der heilkräftigen Biokomplexe

VERLAG NORBERT MESSING

Die referierten Erkenntnisse und damit verbundenen Ratschläge des vorliegenden Buches sind vom Autor gewissenhaft recherchiert und sorgfältig geprüft worden. Eine Gewähr dafür kann jedoch nicht übernommen werden, und bei allen ernsthaften Erkrankungen gilt immer die ausdrückliche Empfehlung, den Rat eines Fachmannes einzuholen. Eine Haftung von Autor oder Verlag für Personen-, Sach- und Vermögensschäden ist ausgeschlossen.

10. Auflage 2003

© Copyright **Verlag Norbert Messing**
Postfach 1217 · D-76663 Bad Schönborn
Telefon 07253/3718 · Fax 07253/33955
E-Mail: messing-vgg@t-online.de · Internet: www.messing-vgg.de

Gestaltung, Satz und Druck: Druckerei Steinmeier, Nördlingen

ISBN 3-927124-00-1

Inhaltsverzeichnis

Vorwort

Vorwort

»Der stärkste Umweltfaktor, auf den der Mensch wirklich gewaltigen Einfluß hat, ist seine Ernährung. Die Lebensmittel sind Hebelarme zum Guten und zum Schlechten.«

Prof. K.H. Bauer

In Abwandlung eines berühmten Wortes könnte man sagen: Gesunde Ernährung ist nicht alles - ohne gesunde Ernährung ist jedoch alles nichts. Denn körperlich-seelisches Wohlergehen, Gesundheit und Vitalität stehen in enger Beziehung zu den Substanzen, die wir mit unserer Nahrung aufnehmen.

Man hat die »Körpermaschine« verschiedentlich mit einem Motor verglichen, mit einem mechanischen Gebilde also, und darauf verwiesen, daß die Qualität des Betriebsstoffes für die Lebensdauer dieses »Apparates« wichtig sei. Trotz eines wahren Kerns, der in solchen Bildern steckt, ist dieser Vergleich von Grund auf verfehlt: Die Nahrung führt dem Menschen nämlich nicht nur Energie zu, sondern wir bauen mit den zugeführten Nähr- und Wirkstoffträgern unseren Körper beständig neu auf. Auch wenn beim Menschen die Wachstumsphase abgeschlossen ist, erneuern sich doch seine Körpergewebe und Organe fast unmerklich - und so kommt es, daß wir -was die stoffliche Grundlage unseres Leibes angeht- in etwa 7 Jahren nicht mehr mit der Person zu vergleichen sein werden, die wir heute sind.

Jeder Mensch hat dabei seinen eigenen »Bauplan«, sein eigenes genetisch vorgegebenes Ideal, sich zu entwickeln. Geschieht dies reibungslos, so wird er die verschiedenen Lebensphasen in Gesundheit und ungebrochener Lebenskraft durchlaufen.

Dieses »Ideal der Gesundheit« ist jedoch inzwischen zur seltenen Ausnahme geworden. Tatsächlich müssen nämlich die Erneuerungskräfte unseres Organismus heute auf »Notbetrieb« umschalten, denn gerade für unsere Gesundheit mangelt es an Bausteinen:

* Industriell gefertigte, vielfach verarbeitete Lebensmittel, die oft

* Kontinente überspannenden Transportwegen hinter sich haben und dabei

* mehrmals konserviert werden, sind alles andere als ein »Gesundbrun-

nen« oder ein Reservoir zur Regeneration verbrauchter Lebenssubstanz.

* Chemikalien in Luft, Wasser und Nahrung stören den naturgewollten Austausch der Stoffe unseres Organismus. Ebenso lähmend auf diese wichtigen Vorgänge wirken

* Streß und Hektik unseres Berufsalltags sowie der verbreitete

* Bewegungsmangel, nicht zu vergessen auch die verführerischen

* Reize der Genußgifte, die das Leben bereichern können, aber auch Risiken bergen.

Dies alles sind ihrem Charakter nach sehr unterschiedliche Einflüsse. Ihren gemeinsamen Nenner bilden jedoch die angesprochenen **negativen Auswirkungen auf die Erneuerungskräfte** des menschlichen Organismus.

Als biologisches System zeichnet sich unser Körper durch eine unerhörte Anpassungsfähigkeit aus. Doch selbst dieses faszinierend stimmige System stößt an seine Grenzen, spätestens dann, wenn auch der »Notbetrieb« versagt. Es kommt zum Ausbruch von Krankheiten, immer häufiger und immer frühzeitiger zu chronischen Leiden, und diese »Plagen der fortgeschrittenen Jahre« begleiten den Menschen heute -»dank« einer hochtechnisierten medizinischen Versorgung- oft jahrzehntelang bis zum Tode.

Es ist durchaus so, daß eine »Medikamenten- und Apparate-Medizin« allein nicht dazu ausreicht, den Menschen Gesundheit und Lebensqualität zu vermitteln. Bislang zählte oft genug allein die Quantität: Das Überleben um jeden Preis. Hier ist man inzwischen vorsichtiger geworden. Wir werden z.B. im Kapitel zum Diabetes sehen, wie eng die Segnungen der modernen Medizin (hier: Insulin und blutzuckersenkende Medikamente) mit neuen Krankheitsübeln verschwistert waren (etwa einer erhöhten Rate an Gefäßerkrankungen). Auch die neuzeitliche Krebstherapie (Stahl, Strahl und Chemotherapie) hat sich in vielen Bereichen als janusköpfig erwiesen.

Eines sollte heute auf jeden Fall nachdenklich machen: Ob nun bei der Zuckerkrankheit, bei Leberleiden, Arteriosklerose oder Krebs - die fortschrittliche moderne medizinische Forschung spricht auf allen diesen Sektoren immer häufiger von einer **»Renaissance der Ernährungstherapie«**! Geradezu frappierend ist dabei, daß sich die Ernährungsempfehlungen für alle diese verschiedenartigen Krankheitsbilder stetig annähern. Hier befinden wir uns also auf grundlegend »neuen Pfaden«, weg aus dem irritierenden Labyrinth fachwissenschaftlicher Über-Spezialisierung. Und dies ist auch genau der Punkt, an dem verständlich und erklärbar wird, warum beispielsweise bei dem Vitalstoffträger Bierhefe ein so umfassendes Wirkungsspektrum festgestellt werden konnte. Denn Lebensvorgänge sind komplexe Wirkungszusammenhänge und vollziehen sich alles andere als isoliert und für sich: Eine funktionstüchtige Leber beispielsweise sorgt für unsere Herzgesundheit und hält die Blutgefäße durchlässig und elastisch, wirkt Glukosestoffwechselkrankheiten (Diabetes) ebenso wie (durch ihre Filterfunktion für Umwelt- und Stoffwechselgifte) Krebserkrankungen entgegen.

Derartige Zusammenhänge sind auch der Grund dafür, daß sich heute vermehrt Mediziner hinter der Fahne einer ganzheitlichen Ernährungsbehandlung sammeln. In den USA hat man, worauf wir noch zu sprechen kommen werden, im Jahre 1992 hierzu ein einzelnes Forschungsprogramm mit nicht weniger als 50 Millionen Dollar ausgestattet. Doch mit dem bloßen Hinweis, sich doch bitte möglichst »gesund« zu ernähren, ist es beileibe nicht getan. Es kommt darauf an, sinnvolle und nachvollziehbare Ratschläge zur überlegten Nahrungszusammenstellung zu vermitteln und besonders nützliche »Lebens«-Mittel ins Bewußtsein des Verbrauchers (zurück) zu rufen. Das alles überragende Ziel dieser »neuen Gesundheitspflege« ist es dabei, vom »Notbetrieb« unseres Organismus auf »volle Kraft« umzuschalten. Nur so können wir nicht zuletzt auch alle Qualitäten und Möglichkeiten des Menschseins genießen und unserer Bestimmung gemäß entfalten.

Als kleine Wegweiser in diesem Sinne verstehen sich die nun folgenden Artikel. Ihr Leitmotiv bildet die Einsicht, daß Gesundheit in erster Linie aus einem verantwortungsvollen Umgang mit unseren Körperkräften und den unterstützenden Gaben der Natur resultiert. Ein jeder von uns hat es in der Hand, die Ernährung dabei als »Hebelarm zum Guten« zu verwenden!

Spuren von Stoffen entscheiden über unser Schicksal

Vom Werden der modernen Ernährungswissenschaft

Zur Wissenschaft wurde die Ernährung im 19. Jahrhundert.
Man entdeckte, aus was der Stoff ist, dem Mensch und Tier ihre Energie und Lebenssubstanz entziehen: Die Dreiheit von Eiweiß, Fett und Kohlenhydraten. Dieser Erkenntnisfortschritt ist mit dem Namen *Carl von Voits* (1831-1908) und seines Schülers *Max Rubner* (1854-1932) verbunden.

Der daraus erwachsene Forscherstolz erwies sich jedoch als trügerisch. Die **Nähr**-Stoffe allein, so erwies sich bald, waren nicht in der Lage, unsere Gesundheit zu erhalten. Weitere sog. »akzessorische Nahrungsbestandteile« mußten mit im Spiele sein. Und nicht nur dies: Es waren gerade diese feinstofflichen Elemente, die über unser Wohlergehen letztlich entscheiden.

Dies lehrte auf eindrucksvolle Weise folgende, immer wieder gemachte Beobachtung: Versuchstieren, denen in den Labors eine »künstliche Milch« verabreicht wurde (bestehend aus den damals analysierten organischen Bestandteilen der Milch, ihren Aschenanteilen und Wasser), gingen nach kurzer Zeit zugrunde, während ihre mit richtiger Milch ernährten Artgenossen bei bester Gesundheit überlebten.

Für die Bedeutung von »geheimnisvollen« Spuren sprach aber auch immer eindringlicher der Umstand, daß es den Menschen trotz gewachsenen materiellen Wohlstands und einer scheinbaren Verbesserung der Ernährungssituation großer Volksschichten gesundheitlich nicht besser ging: Eigenartige »neue Seuchen« (z.B. die Pellagra) suchten weite Teile der entwickelten, industrialisierten Welt heim.

Und allmählich gesellte sich hierzu noch eine zum Teil rasante Zunahme ganz bestimmter chronischer Erkrankungen hinzu, wie z.B. Herzleiden, Gicht, Rheuma oder Krebs (die inzwischen als »Zivilisationsleiden« zu **der** Hauptsorge der medizinischen Wissenschaft geworden sind).

Das Zeitalter der Vitamine

Casimir Funk (1884-1967) war es schließlich, der 1912 zumindest einem Teil der akzessorischen Nahrungsbestandteile ihren Namen gab: er entdeckte die »Vitamine« - ein epochales Ereignis und eine grundlegende Wende in der Ernährungsmedizin, die der »Landung an der Küste eines unbekannten Erdteiles« (*Albert von Haller*) gleichkam. Gefunden hatte Funk eigentlich nur ein ganz grobes Wirkstoffgemisch, das u.a. den Schutzfaktor gegen die Beri-Beri-Krankheit, also das Vitamin B1 enthielt. Es dauerte dann noch über ein Jahrzehnt, bis nachgewiesen werden konnte, daß es sich beim Funkschen »Vitamin« um keine einzelne Substanz handelte, sondern um einen Komplex aus den Vitaminen B1 und B2, wobei die letztgenannte Komponente ihrerseits dann erst 1933 durch *Kuhn, György* und *Wagner-Jauregg* isoliert werden konnte.

Hefe - ein komplexer Vitaminspender

Die hier beschriebenen Ereignisse bezeichnen übrigens auch die Geburtsstunde der überaus ertragreichen ernährungswissenschaftlichen, Beschäftigung mit der Hefe - ein Punkt auf den im einzelnen dann noch einzugehen sein wird. Soviel schon vorweg: Bei der Erforschung der Pellagra (als Nikotinsäure-Mangelkrankheit damals noch nicht erkannt) stieß man darauf, daß die Verabreichung einer Hefe-Diät die lebensbedrohlichen Krankheitssymptome schnell zum Verschwinden brachte, eine Beobachtung, die man auch bei Beri-Beri-Kranken gemacht hatte. Es stellte sich bald heraus, daß jeweils verschiedene Vitamin-Komponenten hierfür verantwortlich zeichneten. Damit war die Hefe als komplexer Vitaminspender frühzeitig ins Blickfeld der Wissenschaft gerückt und stand in der Folgezeit für eine Vielzahl aufsehenerregender Ernährungsversuche (z.B. die berühmten »Ratten-versuche« *Prof. Kollaths*) zur Verfügung.

Die Bedeutung von Mineralstoffen und seltenen Spurenelementen

Zeitlich schloß sich an diese Erfolge der Vitaminforschung die Entschlüsselung der Welt der Mineralien und deren Bedeutung für die menschliche Gesundheit an.

Bemerkenswert ist hierbei der Umstand, daß z.b. die Schule des Arztes *Heinrich Lahmann* diesen Nahrungselementen bereits Ende des 19. Jahrhunderts große Bedeutung geschenkt hatte. *Lahmann* (1860-1905) war einer der Begründer der deutschen vegetarischen Bewegung und nach *Karl E. Rothschuh* »der wohl umfassendste Vertreter der Naturheilweisen seiner Zeit«.

Das Eisen war übrigens als erstes Mineral schon 1747 vom italienischen Gelehrten *Menghini* im menschlichen Blut nachgewiesen worden, ohne daß diese seinerzeit reichlich befremdliche Entdeckung zu weiteren Schlußfolgerungen geführt hätte. Im 19. Jahrhundert identifiziert *Le Canu* dasselbe Metall als Bestandteil des Blutfarbstoffs. Es dauerte dann noch bis 1932, bis man erkannte, daß bei der Bildung des Hämoglobins als weiterer Faktor auch das Kupfer einen unverzichtbaren Beitrag leistet.

In einem anfangs sehr mühevollen und zeitraubenden Prozeß -die Untersuchung kleinster Spuren von Elementen gestaltete sich sehr kompliziert- bewies man die Zufuhrnotwendigkeit von Mangan, Jod, Eisen, Kobalt, Zink und Silicium. Bis in die 30er Jahre ging die Medizin jedoch davon aus, daß die ausreichende Versorgung mit Spurenelementen durch jede Art der Ernährung gewährleistet sei. Amerikanische Untersuchungen (*Sherman*) und die Arbeiten von *Ragnar Berg* (1873-1956) erschütterten diese allzu unbedachte Sorglosigkeit.

Inzwischen hat die Ernährungswissenschaft noch eine ganze Reihe von Mineralien (Spurenelemente und Mineralstoffe) identifiziert, die wir für unsere Gesunderhaltung brauchen wie »das tägliche Brot«, wenn auch in sehr viel kleineren Quantitäten. Und mittlerweile sieht man gerade die Mineralstoffversorgung als Schwachstelle der modernen Ernährung an, als Ursprung einer Reihe von Zivilisationsleiden.

Der Kosmos der Eiweiße

Parallel zu diesen Bemühungen machte die Erforschung der Eiweißstoffe große Fortschritte. Denn Eiweiß ist durchaus nicht gleich Eiweiß. Auch hier wurde die Lehrmeinung revolutioniert, seit jenem 10. Juli 1838, als *Jens Berzelius*, der große schwedische Chemiker, diesen Stoff entdeckt und isoliert hatte. Eiweiß, so erwies sich, bildet einen eigenen Kosmos vielgestaltigster Ausprägungen. Es ist in jeder Körperzelle gegenwärtig und z.b. in Gestalt von Enzymen an zahlreichen Stoffwechselvorgängen, hormonellen Steuerungen und Immunreaktionen beteiligt.

Große Verdienste erwarb sich bei der Erhellung derartiger Vorgänge der schweizerische Physiologe *Prof. Emil Abderhalden*, der hauptsächlich in Halle/Saale lehrte.

Soweit unser skizzenhafter und notwendigerweise fragmentarisch bleibender Abriß zu bedeutenden Stationen einer immer intensiver betriebenenen Ernährungswissenschaft. Die mittlerweile rasant gewachsene, reiche Forschungstradition macht es uns heute möglich, ein ziemlich exaktes Bild davon zu entwerfen, was im einzelnen für unsere Gesunderhaltung an Wirksubstanzen notwendig ist, welche Stoffe in welchem Umfange zugeführt werden müssen, um einen naturgemäßen Stoffumsatz unseres Organismus zu ermöglichen.

Eine solche Aussage gilt jedoch -leider- nur für den Bereich der »wissenschaftlichen Theorienbildung«. Die Umsetzung in praktische Ernährungsrichtlinien ist bei uns tatsächlich auch Mitte der 90er Jahre noch nicht in dem Maße erfolgt, wie es wünschenswert wäre.

Deshalb sei im folgenden ein »Kanon« zufuhrnotwendiger Substanzen vorgestellt, verbunden mit Tips für die konkrete Ernährungspraxis.

Stoffe, die unsere Gesundheit beeinflussen

* Die »Makro-Nahrungsstoffe«

Hierzu zählen die Energiespender in der Nahrung, die in größeren Mengen aufgenommen werden: Kohlenhydrate, Fette, Eiweiß. Vor allem das **Eiweiß** ist jedoch auch unverzichtbarer Baustoff und hochspezialisierter Wirkstoffgeber für unseren Stoffwechsel. Es sollte deshalb darauf geachtet werden, hochwertige Eiweißnahrung aufzunehmen, die alle Aminosäuren enthält, welche wir tagtäglich unserem Körper bereitstellen müssen. Acht Aminosäuren sind essentiell. D.h. wir müssen sie uns ständig zuführen. Im einzelnen sind dies Valin, Leucin, Isoleucin, Threonin, Methionin, Phenylanilin, Tryptophan und Lysin. Je »vollständiger« hier ein Lebensmittel ist, desto höher ist seine »biologische Wertigkeit« einzustufen. Ideal ist es, wenn z.b. aus 100 g zugeführtem Eiweiß auch 100 g körpereigenes Protein gebildet werden können. Eine solche Forderung erfüllt übrigens auch eine abwechslungsreiche vegetarische Kost (ergänzt z.b. durch Bierhefe) ohne weiteres. So ist beispielsweise auch der Blütenpollen vielen höhergeschätzten Eiweißspendern, wie etwa Fleisch oder Käse, an Eiweißqualität weitgehend ebenbürtig.

Wer gut kombiniert, ist besser dran

Da es sich hier um einen recht wichtigen und überdies praktischen Gesichtspunkt handelt, soll im folgenden die Bedeutung der biologischen Wertigkeit noch etwas erläutert werden. Betrachten wir dazu die folgende Tabelle (jeweils Eiweißquelle und biologische Wertigkeit):

Vollei = 100; **Fisch/Fleisch** = ca. 94; **Milch** = 88; **Käse** = 85; **Soja** = 84; **Roggen** = 76; **Kartoffeln** = 70; **Weizen** = 56; **Mais** = 54.

Aus 100 g Vollei, so erfahren wir aus der Übersicht, kann unser Körper 100 g eigenes Eiweiß bilden, aus 100 g Mais nur etwas mehr als halb so viel.

Dem Eindruck jedoch, pflanzliche Nahrung sei nun generell der tierischen unterlegen, sollte man trotzdem vorbeugen. Natürlich ernährt sich kein Mensch während des Tages von nur einem einzigen Lebensmittel. Die Güte der Nahrung erweist sich vielmehr an der verständigen, klugen Zusammenstellung der Gerichte. So ergibt die Kombination von Bohnen und Mais beispielsweise eine ausgezeichnete biologische Wertigkeit und steht jener des Eies nicht nach. Sehr vorteilhaft im Hinblick auf möglichst vollständiges Eiweiß ist es auch, * **Getreidemahlzeiten mit Milchprodukten** zu mischen (z.B. Vollkorn-Erzeugnisse mit Käse, Müsli mit Joghurt u. a.). Ausdrücklich von

Spuren von Stoffen...

Ernährungsexperten empfohlen werden auch Kombinationen von

* **Getreide und Hülsenfrüchten** sowie

* **Getreide und Eierspeisen.**

Man kann hier jedoch mit Gewinn experimentieren: eine ausgesprochen hochwertige Mischung ergibt sich beispielsweise, wenn man **Getreide und Bierhefe** gemeinsam verzehrt - wobei übrigens »gemeinsam« bei all den aufgeführten Kombinationen nur heißt, daß die einzelnen Nahrungsmittel in einem gewissen zeitlichen Zusammenhang von mehreren Stunden aufgenommen werden sollten (sie müssen nicht alle in eine einzige Mahlzeit »gepackt« werden).

Bei den **Kohlenhydraten** ist zu berücksichtigen, daß isolierte Formen (Industriezucker, Weißmehlprodukte) ganz offensichtlich die Regulationsmechanismen des Organismus (über-)strapazieren, wodurch vor allem eine vorhandene Neigung zur Zuckerkrankheit gefördert werden kann. Unvergleichlich besser sind hier komplexe Kohlenhydrat-Träger wie die Vollkornprodukte. Sie werden im Körper langsam abgebaut und stellen ihm wohldosierte Energie zur Verfügung. In solcher hochwertiger Form schätzt man die Kohlenhydrate heute besonders in Kreisen der Hochleistungssportler. Das Steak ist gewissermaßen »out«, der Müsli-Riegel »in«.

Die **Fette** schließlich sind ein richtiges »Sorgenkind« der Ernährungswissenschaft. Von diesen energiereichen Nahrungsbestandteilen nimmt der Bundesbürger bekanntlich viel zuviel auf, was u.a. auch degenerative Gefäßveränderungen (Arteriosklerose) mit ihren Folgekrankheiten wie Herzinfarkt oder Hirnschlag begünstigt. Eine Fett-Unterversorgung steht bei uns also kaum zu befürchten. Sorge müssen wir nur dafür tragen, die nötigen essentiellen, mehrfach ungesättigten Fettsäuren (Linol-, Linolensäure) aufzunehmen, was am besten mittels kaltgeschlagener Pflanzenöle geschieht - oder besser noch direkt durch den Verzehr unbehandelter Samen und Nüsse.

* **Die »Mikro-Nahrungsstoffe«**

Dies sind die eigentlichen Spurenstoffe, die über unser Schicksal entscheiden. Jeder kennt die wichtigsten mit Namen: Vitamine, Mineralstoffe und Spurenelemente - bemerkenswert ist jedoch immerhin, daß auch bei neueren Befragungen die meisten Menschen »Vitamine« mit »Vitamin C« gleichsetzen. Doch wieviel an diesen ursprünglich so geheimnisumwitterten Substanzen benötigen wir nun wirklich?

Die meisten, das steht fest, sollten wir uns ständig zuführen. Denn das Vitamin B1 beispielsweise kann der Körper nur 4-10 Tage (in der Leber) speichern.

Es gibt zu den Vitaminen und Mineralstoffen zahllose Veröffentlichungen. Erstaunlicherweise ist darunter jedoch bisher kaum eine für Laien und Ernährungsbehandler befriedigende Übersicht darüber, was unsere Lebensmittel tatsächlich auf diesem Sektor zu leisten vermögen.

»Überfluß und Mangel«

Was den feinstofflichen Wirkstoffgehalt unserer Lebensmittel angeht, so steht die pflanzliche Nahrung eindeutig im Vordergrund. Die nachfolgenden Nahrungsmittel sollten auf jeden Fall verstärkt in der täglichen Kost dominieren:

* **Getreide**: Weizen und Roggen (immer ist hier das volle Korn gemeint) weisen ein sehr vielseitiges Inhaltsspektrum auf. Vollkornbrot trägt damit -auch durch seinen hohen Ballaststoffgehalt- wesentlich zur »Basisversorgung« des Körpers bei, da es als Grundnahrungsmittel in der Regel in größeren Mengen verzehrt wird. Hirse (hoher Eisenanteil) und Gerste (viel Niacin) sowie Weizenkeime können eine wertsteigernde Ergänzung der Ernährung darstellen, vorausgesetzt allerdings man hat die Möglichkeit, letztere einigermaßen frisch zu beziehen. Besonders hochwertige Formen der Getreidenahrung werden weiter unten noch ausführlicher vorgestellt.

* **Gemüse** (vor allem Kohlarten, Möhren, Spinat, Topinambur) und **Obst**, wobei letzteres wirkstoffmäßig etwas zurücksteht. Viele Gemüsearten entfalten, wie noch zu zeigen sein wird, geradezu pharmakologische Effekte. Sie wirken gegen Viren und stärken das Immunsystem.

* Wer **Milch** (-Erzeugnisse) gut verträgt, findet darin ein ergiebiges Grundnahrungsmittel, insbesondere was die bedarfsdeckende Calcium- und Eiweißversorgung angeht. Im Hinblick auf die Bekömmlichkeit und den Gesundheitswert nehmen milchsaure Produkte einen herausragenden Stellenwert ein.

Spuren von Stoffen...

* **Nüsse** und **Mandeln** sollten als wertvolle Lieferanten von Vitaminen und Mineralstoffen sowie essentiellen Fettsäuren genutzt werden. Beachtung verdienen besonders die Sonnenblumenkerne, die ähnlich wie Nüsse verwendet werden können.

* Als ausgesprochen wirkstoffreich erweist sich bei näherer Analyse die **Bierhefe**, vor allem in der naturnah aufgeschlossenen, cellulär-flüssigen Darreichungsform. Durch regelmäßige Einnahme einer solchen flüssigen Natursubstanz läßt sich in weiten Bereichen unserer Vitalstoffversorgung dem Risiko einer »schleichenden Mangelernährung« wirksam entgegentreten.

Eine solche Gefahr besteht tatsächlich. Immer noch ist es so, daß die Versorgung des Wohlstandsbürgers mit den für seine Gesunderhaltung notwendigen Spurenstoffen trotz reichgedeckter Tische nicht ohne weiteres gewährleistet ist.

Es gibt durchaus »Mangelernährung in Mitteleuropa« zu beklagen (so der Titel einer neueren wissenschaftlichen Untersuchung), und dies besonders unter gefährdeten Bevölkerungsgruppen wie Jugendlichen (»Fast-Food-Generation«), Schwangeren und älteren Menschen.

Denn folgendes muß beachtet werden: Der Durchschnittsbedarf des Menschen an Wertsubstanzen kann in Streßsituationen wesentlich erhöht sein. In diesem Falle ist eine Vitalstoff-Unterversorgung bei »Hausmannskost« geradezu vorprogrammiert - trotz formal ausreichender Nährstoffzufuhr. Dieser Gesichtspunkt wird bei den meisten Veröffentlichungen bisher völlig vernachlässigt.

Sowohl »positive« körperliche Anstrengung (Sport) wie auch »negative« Belastungen in Gestalt von Alltagshektik, Prüfungsangst oder hohen beruflichen Anforderungen, machen unseren Körper extrem »vitalstoffbedürftig«.

Hinzu kommt, daß die Wirkstoffbilanz noch durch Genußmittel und andere Faktoren geradezu torpediert wird. Gegenspieler von Vitaminen sind auf diesem Sektor beispielsweise das Rauchen, Kaffee sowie der Verzehr isolierter Kohlenhydrate, natürlich der Alkoholgenuß und eine große Anzahl von Medikamenten (»Pille«, Antibiotika, Diuretika, Acetylsalicylsäure u.ä.).

Diese kleine Auswahl-Liste (in der sicher ein jeder von uns eigene Angewohnheiten und Lebensumstände wiederfindet) zeigt zur Genüge, daß die üblichen Rechnungen über den »Durchschnittsbedarf« an

Vitaminen und Spurenelementen nicht aufgehen, nicht aufgehen können. Wir werden deshalb gut daran tun, durch eine bewußte und kenntnisreiche Auswahl besonders werthaltiger Lebensmittel die Risiken des modernen Lebens so weit wie möglich zu vermindern.

Die »Sekundären Pflanzenstoffe« - kleine »Überbleibsel« von eminenter Bedeutung!

Die analytische Betrachtung unserer Nahrung enthüllt auf den ersten Blick die »Massenware«: Eiweiß, Kohlenhydrate, Fette - sie sind unerläßlich, und die Mengen, die wir davon brauchen, sind beträchtlich. Gleichzeitig kommen sie jedoch auch entsprechend weitverbreitet in den Lebensmitteln vor.

Nehmen wir ein Getreidekorn: nur ein kleiner Rest kaum ins Gewicht fallender Substanzen bleibt übrig, zieht man die Nähr- und Ballaststoffe einmal ab. Dieses »kleine Überbleibsel« entscheidet jedoch darüber, ob uns das Lebensmittel Korn langfristig bekommt, ob es vital macht, Lebenssubstanz bildet - oder ob wir krank werden und sich früher oder später chronische Leiden einstellen.

Die Natur hat den vielen Früchten von Feld und Acker -neben den Nährstoffen- noch einen ganzen biochemischen Zoo an verschiedenartigsten Substanzen mitgegeben. Einen kleinen, flüchtigen Blick haben wir darauf schon werfen können, und zwar auf die Abteilungen der Vitamine, Mineralstoffe und Spurenelemente. Damit hat es jedoch noch lange nicht sein Bewenden. Zusätzlich verzehren wir mindestens 5.000 -wahrscheinlich eher 10.000- weitere winzigste Spuren von Stoffen, und sehr viele davon spielen im Konzert unserer Gesundheit eine eigene Partitur, auch wenn die Forschung den meisten noch nicht einmal einen Namen gegeben hat.

Für dieses weitläufige, weitgehend unerforschte Gebiet hat man immerhin einen Oberbegriff gefunden: die »**Sekundären Pflanzenstoffe**«, und das Verdienst, sie ins Bewußtsein der Forschung wie der gesundheitsbewußten Öffentlichkeit gerückt zu haben, gebührt an vorderster Stelle Prof. Claus Leitzmann (Universität Gießen).

Tausende solcher Sekundären Pflanzenstoffe verzehren wir also unbewußt, haben wir oben geschrieben. Dies ist leider nicht ganz korrekt. Denn sie befinden sich in den ursprünglichen Pflanzen, nicht in jener »Kilometerware«, die in den Supermärkten aufgereiht ist.

Die gesundheitlichen Vorteile, die beispielsweise eine vorwiegend vegetarischen Ernährungsweise mit sich bringt (weniger Herzinfarkte, Schlaganfälle, Krebs- und Stoffwechselerkrankungen u.a.), führt man wesentlich auf die Dienste der Sekundären Pflanzenstoffe zurück. Denn bei einer Kost, die sich an frischem Obst, Gemüse und Vollgetreidepro-dukten orientiert, wird eine bedeutend größere Menge als üblich an solchen umfassend schützenden Nahrungsfaktoren aufgenommen.

Um besser zu verstehen, womit wir es im einzelnen dabei zu tun haben, müssen wir »sinnlich« an die Früchte herangehen: die Sekundären Pflanzenstoffe geben den Lebensmitteln z.B. Farbe (rot/gelb/grün in vielerlei Nuancen). Sie verleihen ihnen andererseits ihr unverwechsel-bares Aroma: das Melissenöl etwa besteht aus mehr als 70 Einzelkom-ponenten, die sich nur im Zusammenspiel zur ganz eigenen Duftnote fügen. Oder sie bringen eine besondere Schärfe und Würze in die Speisen, wie etwa beim Pfeffer, bei Rettich oder Senf (hier sind es die neuerdings vielbeachteten Isothiocyanate). Eine weitere Gruppe von Pflanzeninhaltsstoffen wirkt fast wie eine milde Psychodroge, so etwa das Coffein in Kaffee oder das Tein im Schwarztee.

Interessant: Seit Mitte der 90er Jahre gehen nach Bekanntwerden einer holländischen Studie (*Dr. Michael Hertog*, Universität Wageningen), bemerkenswerte Meldungen durch die Presse. »Schwarzer Tee schützt vor Herzinfakt«, heißt es da beispielsweise. Was war seinerzeit geschehen? Ganz einfach: Man hatte entdeckt, daß in dem beliebten Getränk zahlreiche sog. Flavonoide (eine bedeutende Gruppe der Sekundären Pflanzenstoffe) enthalten sind, die gefährliche Blutfette »schachmatt« zu setzen vermögen. Allerdings: reichhaltiger und vielfältiger kommen entsprechende Substanzen natürlich in der Frisch-kost, etwa Kohlarten oder Zwiebeln, vor. Immerhin zeigt das Beispiel, wie viel sich momentan auf diesem Sektor tut, und man wird in die weitere Entwicklung noch einige Erwartungen setzen können.

Spuren von Stoffen...

Dem Geheimnis auf der Spur

Warum beschäftigt man sich urplötzlich derart intensiv mit den Sekundären Pflanzenstoffen?

Die Erklärung hierfür kommt aus der Medizin, genauer gesagt aus der Krebsforschung. Dort hatte sich vor Jahren bereits ein überraschender statistischer Zusammenhang gezeigt: Wer viel Obst und Gemüse zu sich nimmt, so der eindeutige Trend, erkrankt wesentlich seltener an Lungenkrebs als »Gemüse-Muffel«.

Als man nun daranging, die Ursachen hierfür zu ergründen, stieß man bei den pflanzlichen Lebensmitteln auf zahlreiche Substanzen mit krebshemmenden Eigenschaften - es waren allesamt Stoffe, die schon in ganz kleinen, aber offenbar unentbehrlichen Mengen ihre Wirkungen entfalten. Zum Teil hatte man diese Verbindungen bislang nur eben zur Kenntnis genommen, ohne ihnen irgendwelche Bedeutung für das gesundheitliche Wohlergehen zuzurechnen.

Heute arbeitet man mit Hochdruck daran, solche wertvollen Gaben aus der Naturapotheke exakt zu identifizieren. Gut 75 Millionen Mark hat beispielsweise das National Cancer Institut (USA) jüngst für eine umfangreiche Studie zu den Sekundären Pflanzenstoffen bereitgestellt.

Speziell bei der krebshemmenden Wirkung kommt zum Tragen, daß Sekundäre Pflanzenstoffe innerhalb der ganzen Eskalationskette der Tumorentstehung schützend eingreifen.

Flavonoide z.B. bewirken gewissermaßen, daß Raubtieren ihre Zähne und Klauen verlieren: bestimmte krebsauslösende Chemikalien werden einfach nicht aktiviert und dadurch folgenlos ausgeschieden. Hier ist etwa das Quercetin zu nennen, ein Flavonoid, das im Kampferöl vorkommt. Ähnlich wirken die Lignane aus (Voll-) Getreide oder -wohl am bekanntesten- die Carotinoide (Vorstufe zum Vitamin A), wie sie besonders reichhaltig in Möhren vorkommen.

Die letztgenannte Stoffgruppe -zu der das Beta-Carotin aus Möhren gehört- haben neuerdings unter dem Oberbegriff der Antioxidantien großes Aufsehen erregt. Sie »fangen« sog. Freie Radikale, und machen diese sehr reaktionsfreudigen (Sauerstoff-) Moleküle unschädlich, was die Zellen vor nicht wiedergutzumachenden Schädigungen schützt. Zu nennen ist hier besonders die Glutathionperoxidase, ein Enzym das bei der Entgiftung eine ganz entscheidende Rolle spielt und deren Ausgangssubstanz, das Glutathion, in natürlicher Form vor allem in der Bierhefe vorkommt.

Dies alles hat für die aktive und effektive Krebsabwehr große Bedeutung, ebenso jedoch hinsichtlich der Gesunderhaltung des Gefäßsystems, also für Herz und Kreislauf.

Was sollten wir aus dieser neuen, äußerst vielversprechenden Wendung der Forschung lernen?

Einmal, daß man in Fragen der Ernährung nie vor Überraschungen gefeit ist, einschließlich vor solchen von erfreulicher Natur.

Dann jedoch, daß der Gesichtspunkt der Natürlichkeit und Ursprünglichkeit ein vorzüglicher »Faden der Ariadne« durch das Labyrinth unterschiedlichster Empfehlungen ist und uns kaum je fehlgehen läßt. Sekundäre Pflanzenstoffe haben viel mit dem Leben zu tun, sie durchwirken die lebendige Substanz und sind an die Prozesse unmittelbar gebunden, die das Leben aufrechterhalten. Interessant ist überdies auch, daß z.b. Wildformen von Obst und Gemüse größere Mengen an diesen Wirkstoffen enthalten. Wer diese Zusammenhänge kennt, kann z.B. durch Hinzufügen von etwas schwarzem Wildreis (Reformhaus, Bioladen) seine Reisgerichte erheblich aufwerten. Und besonders gut ausgestattet sind besondere Erscheinungsformen der Natur wie z.B. die Bierhefe. Als ein eigener Organismus für sich muß die einzelne Hefezelle nämlich für alles das sorgen, was für ihr Überleben wichtig ist. Dazu zieht sie aus dem wuchsstoff-, vitamin- und mineralstoffreichen Malz während des Brauprozesses einen beträchtlichen Vorrat an »Wertsubstanzen« an sich. Darüber hinaus wirkt sie als »biologisches Laboratorium« erster Güteklasse und bildet in eigener Regie eine Vielzahl jener tausendfachen, flüchtigen Begleitsubstanzen, die auch der menschliche Stoffwechsel und unser Immunsystem offensichtlich so dringend benötigen.

Warum »Ernährungsmedizin«?

Titel und Untertitel des Buches sind bewußt gewählt: Es geht darin um »Lebensmittel« und ganz bewußt um echte »Ernährungs«-Medizin.

Denn heute müssen wir eines bedenken: Gesunde Ernährung besteht nicht aus einer willkürlichen Ansammlung, Anhäufung von Vitaminen, Spurenelementen, Enzymen, Farb- und Aromastoffen sowie den weiteren etwa 100.000 Sekundären Pflanzenstoffen, die man in der unbehandelten Nahrung findet oder noch vermutet.

Die dem Menschen zugedachte und für ihn notwendige Ernährung besteht nicht aus Einzelsubstanzen, sondern aus **Lebensmitteln** mit einem komplexen Mix an entwicklungsgeschichtlich herausgebildeten biochemischen, kompliziert ausbalancierten Gehalten.

So hat es die Natur nun einmal zu unserem Besten vorgesehen. Daß wir heute im allgemeinen nicht das Beste daraus machen, steht auf einem anderen Blatt.

Wer sich mit Gesundheitsfragen auseinandersetzt, weiß, daß es geradezu einen Wirrwarr von Diäten und Ernährungsempfehlungen gibt. Weiter verunsichert wird der Konsument und Patient noch dadurch, daß bestimmte therapeutische Richtungen mit isolierten Wirkstoffgaben in hohen Dosierungen arbeiten (Orthomolekulare Medizin).

Alles dies mag im Einzelfalle seine Berechtigung haben, ist für den Verbraucher, der sein Gesundheitsgeschick in die eigenen Hände nehmen will, aber in der Regel zu aufwendig. Solche Ansätze sind trotzdem oftmals sehr hilfreich. Sie lenken das Interesse der Forschung und Öffentlichkeit auf bestimmte wertvermittelnde Inhaltsstoffe in der Nahrung, denen man angemessene Beachtung schenken sollte. Sie bieten darüber hinaus reichlich Anstöße und Anregungen, machen uns bewußt, daß es sehr wohl darauf ankommt, genau zu prüfen, was auf den Teller kommt.

Ernährungs-Medizin meint jedoch etwas anderes. Sie operiert mit Schöpfungen der Natur, mit ganzheitlichen Hervorbringungen, die sich in einem Evolutionsprozeß über Millionen von Jahren speziell den Bedürfnissen unseres Organismus und den spezifisch menschlichen

»Ernährungs«-Medizin!

Stoffwechselverhältnissen »anverwandelt« haben. Denn wir ernähren uns auch im 21. Jahrhundert weiterhin von solchen Lebensmitteln und nicht etwa von Eiweiß, Fett, Kohlenhydraten, Vitaminen und den vielen anderen Nahrungsbestandteilen. Der Maßschneider, der sie dem Körper haargenau anpaßt, orientiert an unserer unverwechselbaren biochemischen und bioenergetischen Struktur, sitzt nicht in einem Labor der Lebensmittelindustrie. Er residiert und agiert im freien Feld, »im Wald und auf der Heide« gewissermaßen, der Experimentierstube der Natur, in den biologischen Prozessen, die beim Wachsen und der Umwandlung von lebendigem Substrat vor sich gehen. Viele der hier produzierten biochemischen Substanzen, lange unbeachtet, kommen heute zu neuen wissenschaftlichen Ehren. Denken wir etwa an Senföle in Kresse bzw. im Meerrettich und Thiozynate, die sich besonders reichlich in den Kohlarten finden. Oder an die Lignane im Leinsamen. In den Zellwänden der Bierhefe entdeckte man Stoffe, die starke immunstimulierende Wirkungen entfalten. Derartige Beispiele könnte man inzwischen fast endlos aneinanderreihen. Alle diese Verbindungen sind im Grunde unverzichtbar, wollen wir uns nicht nur halbwegs gesund (im Wartesaal zur Krankheit gewissermaßen) fühlen und wähnen, sondern »absolut« gesund und frei von Beschwerden bleiben oder wieder werden. Zur vollkommenen Gesundheit gehört auch eine vollkommene Ernährung und nicht Stückwerk. Die Komponenten zu diesem unendlich großen Puzzle aus einzelnen, oft mikroskopisch kleinen Teilen finden sich um uns herum in dem, was man ganzheitliche Nahrung nennen könnte, komponiert nach alter Weisheit in überkommenen, in Versuch und Irrtum über Jahrmillionen perfektionierten Verfahren.

Diesen besonderen Hervorbringungen der Natur ist dieses Buch gewidmet. Denn sie wurden entwickelt über unzählige Generationen, sind die **perfekten Schlüssel zur Gesundheit**.

Verglichen damit versucht die Pharmazie heute mit symptomorientierten Mitteln, den Zugang zu diesem Reich der Vitalität und kraftstrotzenden Leistungsfähigkeit gewissermaßen mit Hilfe der Brechstange gewaltsam zu erzwingen. Es kann durchaus nützlich sein, bei spezifischen Mängelzuständen auch isolierte Vitamine zuzuführen. Als Prinzip für die Gesunderhaltung und ursächlichen Gesundung, zur Stimulation der Selbstheilungskräfte taugt ein solcher Ansatz allerdings nur bedingt, wie der Wirbel um das Beta-Carotin in den vergangenen

Jahren gezeigt hat (nach einer finnischen Studie kann die Einnahme dieses Vitamins bei Rauchern offenbar das Krebsrisiko sogar erhöhen, statt es -wie vermutet worden war- zu senken).

Die Natur dagegen geht sanft vor - aber umso beharrlicher. Sie kennt alle Zwischentöne, die es gibt. Dies gilt gerade bei den eben erwähnten Pflanzenfarbstoffen: Carotine und carotinähnliche biochemische Verbindungen finden sich dort gleich mehrere hundert; das Beta-Carotin spielt darunter wahrscheinlich gar keine Hauptrolle. Und vor allem: die Natur paßt zu uns wie wir zu ihr. Mensch und Pflanze, die selbstbewußte Krone der Schöpfung und die unsichtbare Mikrobe - sie sind aneinander angepaßt, kennen sich und pflegen meist sehr verträglichen und zivilisierten Umgang miteinander seit Äonen.

Wer hier deshalb die richtigen »Schlüssel« findet, für den öffnet sich ein Tor ganz weit hin zur Hoffnung: Auf Linderung und Heilung auch bei ernster Bedrohung, auf eine Reserve an Lebensfreude für das Alter, eine erhebliche Verlängerung der »besten Jahre«, auf das Abwenden von Risiken, von denen wir uns heute geradezu umzingelt sehen (Herzinfarkt, Hirnschlag, Arteriosklerose, Altersdiabetes, Leberleiden, Allergien, Alzheimer Krankheit, rheumatischer Formenkreis...).

Warum Nahrungsergänzungen gerade heute so wichtig sind

Diese Frage wollen wir kurz anhand einiger Umstände erläutern, die für die Qualität unserer täglichen Kost gravierende Auswirkungen haben, andererseits aber dem modernen Verbraucher in der Regel nicht bewußt sind und überdies durch die Fülle des Nahrungsangebotes überdeckt werden.

1. »Schwarzer Freitag« für die Speisekarte

Bei dem in der Überschrift genannten Begriff denkt man zuerst an die Börse, an abstürzende Aktienkurse. Es gibt aber noch andere, möglicherweise bedeutsamere, folgenreichere »Schwarze Freitage« in unserer jüngeren Geschichte. Einer aus dieser dunklen Liste datiert vom 30. Juni 1980. Damals eliminierten die Brüsseler Bürokraten durch eine EG-Verordnung mit einem Federstrich mehr als 1.500 regionale Gemüsesorten (allein beim Weißkohl 185 Stück!) aus dem offiziellen Saatgutkatalog der Gemeinschaft. Was sich harmlos anhörte, hatte fatale Folgen. **Plötzlich handelte jeder Marktteilnehmer illegal, der**

»Ernährungs«-Medizin!

alte, traditionsreiche Sellerie- oder Zwiebelsorten u.ä. in den Verkehr brachte. Kein Landwirt oder Gärtner konnte oder wollte sie deshalb weiter anbauen und hegen.

Ergebnis: Unser Speisezettel ist seither rapide verarmt. Die »abwechslungsreiche Mischkost«, die uns von den Ernährungsexperten immer anempfohlen wird, ist uniform geworden. Die mutwillige und leichtfertige Verarmung und Entwertung der natürlichen Sortenvielfalt läßt sich sogar in exakte Zahlen fassen: 75 Prozent beträgt die Schwundrate an vormals hochgeschätzten Gemüsevarietäten. Meist waren inhaltlich vorzügliche Sorten betroffen (was Vitamine, Mineralstoffe, Sekundäre Pflanzenstoffe angeht), die im Hinblick auf äußerliche Qualitätsmerkmale (Aussehen, Größe) und bei den Ertragsziffern pro Hektar nicht mithalten konnten.

Solche Hintergründe werden erstaunlicherweise kaum je in der Ernährungsforschung diskutiert. Sie sind aber ein wichtiges Argument dafür, bestimmte Nahrungsergänzungen -natürliche Biokomplexe wie die Bierhefe oder pflanzliche Mineralstoffe- in den Speisezettel aufzunehmen. Sie ergänzen mit ihren wertvollen Bestandteilen die »Lebens«-Mittel wieder zu jener ursprünglichen Ganzheit, die ihnen durch bürokratische Eingriffe geraubt wurde.

2. Was ist »Qualität«?

So absurd es klingen mag: Lebensmittel-Qualität wird in der modernen, aufgeklärten Zivilisation in Zentimetern und Gramm gemessen. Äpfel der »Extraklasse« zeichnen sich nicht durch besondere inhaltliche Eigenschaften aus (weder im Hinblick auf Gesundheitswerte noch auf Geschmack), sondern durch Gardemaß im Durchmesser: 70 mm müssen es sein, sonst wird abgewertet.

Das, was dem geduldigen Kunden schließlich als attraktiver Appetithappen und »Leckerbissen« im Supermarkt präsentiert wird, hat der bekannte Ernährungsexperte und Lebensmittelchemiker Udo Pollmer jüngst auf die aus dem Volksmund entliehene Kurzformel gebracht: »Außen hui - innen pfui«.

In Sachen Waren-Güte gehen die Vorstellungen der Bürokraten und die Bedürfnisse des Verbrauchers völlig getrennte Wege - ein offenkundiger Konflikt, der für die Behörden allerdings bislang kein Grund zur Kurskorrektur war (und ist). Die Ansprüche und Erwartungen der

Kunden an Qualität lesen sich -zieht man entsprechende Befragungen zu Rate- ganz anders: »Ernährungsphysiologisch wertvoll« soll die Frucht sein, natürlich auch »wohlschmeckend, rückstandsarm und im Einklang mit der Natur produziert«. Dies alles bleibt -unter den Bedingungen der modernen landwirtschaftlichen Massenproduktion und ihrer immanenten Marktzwänge- vorläufig und auf absehbare Zeit ein frommer Wunsch. Dies zumal, wenn man bedenkt, daß trotz erheblicher Anstrengungen und viel idealistischem Engagement der Marktanteil an ökologischen Lebensmitteln bislang über 2% nicht hinausgekommen ist.

3. Schleichender Schwund

Berücksichtigt man die oben aufgeführten Zusammenhänge, dann kann es nicht verwundern, daß sich das reichlich zweckentfremdete »Qualitätsbewußtsein« allmählich handfest und in gar nicht willkommener Form niederschlägt. Der in der Überschrift thematisierte »schleichende Schwund« bezieht sich auf eben jene »ernährungsphysiologisch wertvollen« Gehalte, die das Lebensfördernde an der täglichen Kost ausmachen. Darauf lassen jedenfalls ganz aktuelle Analyseergebnisse schließen, die jüngst von der Gesellschaft für Biologische Krebsabwehr (Heidelberg) der breiten Öffentlichkeit bekanntgemacht wurden. »Unsere Nahrungsmittel sind an Schutz- und Heilstoffen verarmt«, hieß es da. Stichproben-Untersuchungen aus dem Jahr 1998 von Obst und Gemüse aus Gemüsemärkten hatten ergeben, daß sich beispielsweise bei Bohnen, Brokkoli oder Kartoffeln der Calcium-Gehalt in den vergangen 10 Jahren um bis zu 70 Prozent (!) verringert hat. Bei Äpfeln und Spinat betrugen die Verlust im Hinblick auf das Vitamin C mitunter annähernd 80 Prozent. Nicht immer waren die Ergebnisse gleichermaßen dramatisch und krass, aber durchgängig -mit nur wenigen »Ausreißern«- war der Trend negativ: Vitamine, Mineralstoffe und Spurenelemente zeigten sich auf dem Rückzug. Fazit der beteiligten Wissenschaftler: »Wir müssen davon ausgehen, daß mehr als zwei Drittel aller Deutschen über 50 Jahre zunehmend an subklinischen Mangelzuständen leiden. Diese Menschen sind noch nicht krank, aber das Immunsystem ist geschwächt. Sie werden anfälliger für Krankheiten, auch für Krebs« (Prof. Dr. Heinz Liesen).

Kleines Lexikon der heilkräftigen Biokomplexe

Algen

Die »Gesundheit aus dem Meer« hat im Moment Hochkonjunktur, beispielsweise in Gestalt der Thalasso-Therapie. Zu den imposantesten und interessantesten Hervorbringungen der Wasser-Flora gehören unter diesem Gesichtspunkt sicher in erster Linie die Algen. Inselvölker wie die Japaner haben diesen ergiebigen feuchten Garten Eden schon seit Jahrtausenden ausgiebig zu nutzen gewußt und ihre Netze nicht nur zum Fischfang, sondern auch zur Ernte der großen Algenpflanzen ausgeworfen. In der Küche fand das Meeresgemüse vor allem als Beilage zu den Hauptmahlzeiten Verwendung, in Suppen oder Salaten. Eines der bekanntesten Beispiele: *Sushi*, das sind kleine, in Algen eingewickelte Fischhäppchen.

Dies ist allerdings nur eine Seite der Algen-Nutzung. Es gibt darüber hinaus noch viele andere Variationen. So gelangten in den 70er und 80er Jahren die *Süßwasseralgen* bei gesundheitsbewußten Verbrauchern als Nahrungsergänzung zu einiger Wertschätzung. Es handelt sich dabei um besondere Mikroalgen, wie sie in Seen wachsen und dort abgeschöpft werden können - was schon zu Zeiten der Azteken im heutigen Mexiko der Fall gewesen sein soll. Im Moment machen infolge von Presse- und Buchveröffentlichungen vor allem die sog. blaugrünen Algen von sich reden.

Beleuchten wir die beiden gesundheitlich sicher ergiebigsten Hauptverwendungsformen von Algen etwas näher:

1. Algen als Lebensmittel

Von einem Millimeter bis zu 60 Metern - so unterschiedlich groß können die verschiedenen Algen-Wasserpflanzen werden. Als maritime Gemüsespeise auch für uns in Betracht kommen etwa ein Dutzend Sorten, wie sie beispielsweise in Feinkostgeschäften (dort als Frischgemüse, meist aus der Bretagne), Naturkostläden oder Asien-Shops und auch gelegentlich im Reformhaus angeboten werden. Darunter befinden sich -sicherlich die bekanntesten Vertreter dieser Gruppe- Erzeugnisse wie Agar-Agar (als Geliermittel lange schon im

Gebrauch) oder Carrageen. Wirtschaftlich von großer Bedeutung ist vor allem die Nori-Alge (Porphyra tenera und P. yeyoensis; wird hauptsächlich aus Japan importiert). Weitere bekannte und für spezielle Gerichte geeignete Arten sind Kombu, Dulse, Hijiki, Mekabu, Ulve, Arame oder Wakame. Man bekommt im Handel in der Regel getrocknete Ware, die in dieser Form bei optimaler Lagerung recht stabil und lange haltbar ist (maximal 2 Jahre; nach Möglichkeit sollte man sie natürlich schneller aufbrauchen). Was die Inhaltsstoffe angeht, so ragt hier vor allem der beträchtliche Jodgehalt hervor. Dies kann verbreitete oder vermutete Defizite ausgleichen. Allerdings sollte man dabei beachten: die Jodierung von Lebensmitteln insgesamt wie auch die jahrzehntelange pauschale Feststellung, Deutschland sei ein »Jod-Mangelland«, ist gegenwärtig recht umstritten. Menschen mit einer Überaktivität der Schilddrüse sollten solches Gemüse auf jeden Fall meiden. Ansonsten enthalten Algen zahlreiche Mineralstoffe (vor allem Magnesium) und etliche Vitamine (Folsäure) sowie relativ hochwertiges Eiweiß (ca. 5 bis 6 g/100 g). In der Forschung wird vermutet, daß die relativ niedrige Brust-Krebs-Erkrankungsrate in Japan mit dem Verzehr von bestimmten Algen-Inhaltsstoffen zusammenhängen könnte (Fucoidan; aktiviert die Immunabwehr).

2. Mikroalgen als Nahrungsergänzung

Darunter versteht man vor allem Süßwasser-Blaualgen. Am bekanntesten: Spirulina platensis (Tschadsee) und Spirulina maxima (Texcoco-See, Mexiko). Verwendet werden sie sowohl als Stärkungsmittel als auch zur Gewichtsreduktion (Appetitzügler). Die Mikroalge enthält hochwertiges pflanzliches Eiweiß sowie zahlreiche Vitamine und Mineralstoffe sowie reichlich Chlorophyll und das ansonsten in pflanzlicher Kost nicht vorkommende Vitamin B12. Entsprechenden Präparaten (Pulver, Tabletten) wird eine vorteilhafte Wirkung auf das Immunsystem nachgesagt.

Die neuerdings bekanntgewordene blaugrüne »Klamath-Alge« (Aphanizomenon flos-aquae) weist ein ähnliches Wirkungsspektrum auf und stammt aus dem gleichnamigen See in Oregon, USA.

Da es unter solchen wildwachsenden Mikroalgen auch toxische Arten gibt, wird gelegentlich von Seiten der Wissenschaft davor gewarnt. Es sei nicht auszuschließen, daß »eingeschlichene« schädliche Sorten mitgeerntet und verarbeitet würden.

Nach der Ernte werden die Algen meist im Vakuum gefriergetrocknet.

Es gibt auch noch eine als besonders schonend geltende Wirbeltrocknung bei 20° C (Dauer: nur 3 Sekunden).

Apfelessig

Die Erfahrung lehrt, daß ein Getränk aus zwei Eßlöffeln Apfelessig/ Obstessig und einem Teelöffel Honig sowie Mineralwasser sich auf Verdauungstätigkeit und Wohlbefinden wohltuend auswirkt.

Die wissenschaftliche Analytik tut sich jedoch schwer dabei, hierfür einen speziellen Gehalt an Inhaltsstoffen verantwortlich zu machen. Wohl enthält der Obstessig aus Äpfeln eine Reihe wichtiger Mineralstoffe; darin ist er jedoch anderer pflanzlicher Nahrung nicht überlegen.

Erst recht gilt diese gewisse Verlegenheit im Hinblick auf eine vermutete lebensverlängernde Fähigkeit (nach *Dr. Jarvis*) des Getränks, wie man auch die »reinigende Wirkung auf Blutgefäße« sicher mit einem großen Fragezeichen versehen muß.

Sieht man von solchen Überzeichnungen ab, so erweist sich das Obstessig-Getränk innerhalb einer bewußten Ernährung als durchaus wertvoll und sei deshalb in dieser eingeschränkten Bedeutung hier als gesunde, anregende Alternative zu den üblichen, meist wenig zuträglichen, fabrikzuckergesüßten oder alkoholhaltigen Getränken empfohlen.

Bierhefe

Bei diesem sogenannten »Nebenprodukt« aus den Brauereien (eigentlich ist es das unbestritten Beste am Bier) handelt es sich um eine ganz besondere Kostbarkeit der Ernährungsmedizin.

Die Bierhefe ist nicht nur der mit Abstand ergiebigste natürliche Spender des Vitamin-B-Komplexes, dem bei der Überwindung chronischer Zivilisationsleiden eine Schlüsselfunktion zukommt; sie betätigt sich überhaupt geradezu als Sammelstelle für all die Stoffe, welche dem menschlichen Stoffwechsel ständig zur Verfügung stehen müssen. So ist Bierhefe die Nr. 1 unter den Nahrungsquellen für die wichtigen Spurenelemente Chrom (Schutzfaktor vor Diabetes), Zink oder Selen (Herz- und Krebs-Schutzfaktor; Teil von Entgiftungssystemen).

Unter den vielen wertspendenden Substanzen der flüssigen Bierhefe sei hier noch beispielhaft auf einen Stoff von großer Vielseitigkeit hingewiesen, und zwar auf das **Cholin**. Dieser Wirkstoff erfüllt im

Organismus zahlreiche Funktionen. Unter anderem dient er als Vorstufe des Acetylcholins, das als Botenstoff im Gehirn unentbehrlich ist. Viele Forscher (u.a. der führende amerikanische Neurologe *Barry Reisberg*) gehen heute davon aus, daß Gedächtnisstörungen und sonstigen Funktionseinbußen unseres Zentralorgans am wirkungsvollsten durch betont cholinreiche Ernährung entgegengewirkt werden kann. Diese Vermutung wird durch zahlreiche klinische Untersuchungen gestützt, die zum Teil noch in die 30er Jahre zurückreichen, als mit der Gabe frischer Bierhefe bemerkenswerte Heilerfolge erzielt wurden (*Dr. P. Hohnekamp, Dr. W. Schultz-Friese*; siehe auch den Titel »Geistig jungbleiben« im Anhang dieses Buches).

Doch damit nicht genug: Die Bierhefe-Forschung ergab auch Hinweise darauf, in welcher Weise unser Organismus mit den vielen giftigen Substanzen fertig wird, wie sie uns heute in allen Lebensbereichen umgeben. Denn man hat beispielsweise festgestellt, daß gewisse schwefelhaltige Eiweißverbindungen aus der Bierhefe toxische Stoff-wechselprodukte und Umweltschadstoffe im Körper binden und unschädlich machen. Dasselbe gilt übrigens -dies ist selbst ein knappes Jahrzehnt »nach Tschernobyll« immer noch ein hochbrisanter Gesichts-punkt- auch für die Radioaktivität und die daraus resultierenden Schädigungen an Organen, Geweben und Zellen.

Welch wertvolles natürliches Hilfsmittel dem Menschen hier mit der Bierhefe zur Verfügung steht, beweisen die in diesem Zusammenhang ausgesprochenen Empfehlungen von Experten (so z.B. im Nachrichten-magazin DER SPIEGEL, Ausgabe vom 26. Mai 1986).

Einen ganz entscheidenden Faktor gilt es jedoch immer im Auge zu behalten, und er hat für alle anderen Lebensmittel mit besonderen, medizinisch nutzbaren Wirkungen entscheidende Bedeutung: die weit-gehende, größtmögliche »Naturbelassenheit« solcher hochwertigen Nahrungsmittel und der darin befindlichen »Wertstoffe«.

Denn die Ernährungsmedizin hat es eben nicht in erster Linie mit der Isolierung von Stoffen zu tun, also mit in ihrer Struktur zerstörter Nahrung.

Es geht ihr nicht darum, »künstliche Lebensmittel« zu erfinden, sondern Vorhandenes in seinem Wert für die menschliche Ernährung zu erforschen und daraus Empfehlungen abzuleiten.

Dies auch schon deshalb, um die naheliegende Möglichkeit mit ins Kalkül zu ziehen, daß unserer Nahrung noch weitere, bisher unerkannte

-jedoch für unsere Gesunderhaltung notwendige- Spurenstoffe innewohnen (Nahrungsfaktoren, für die *Prof. Kollath* den Begriff der »Auxone« geprägt hat).

Insofern muß die Ernährungsmedizin sich also ihrem Wesen nach an den in der Natur vorhandenen Ganzheiten orientieren. Dieser Umstand war es auch, der die Bierhefe, ein »Wunderlebewesen« unter den natürlichen Wirkstoffquellen, zu einem bevorzugten Gegenstand der Ernährungsforschung werden ließ. Bierhefe als Komplex hochwertiger Inhaltsstoffe ist (genau wie etwa der Knoblauch) durchaus zu schade, um sie zu trocknen - nur um aus ihr einige -zugegebenermaßen reichlich vorhandenen- Vitamine herauszuziehen.

Eine wirkliche, in der Wissenschaft vom Leben begründete Ernährungsmedizin, zieht das »**lebendig wirkende Ganze**« dem menschlich-unzulänglich und unbiologisch Zusammengefügten aus gutem Grund vor.

Blütenpollen

Der Pollen besteht aus den männlichen Fortpflanzungszellen von Blütenpflanzen. Im Bienenstock vollbringt dieses Sammelgut wahre Wunderwerke: die heranwachsenden Larven steigern ihr Gewicht bei einer solchen Diät innerhalb von nur einer Woche um das 1500fache.

So stand denn sehr bald die Frage im Raum, ob eine derartige Wachstumskraft des Blütenstaubes wohl auch für die Zwecke der menschlichen Ernährung genutzt werden könnte.

Und tatsächlich: Der Pollen, so wurde festgestellt, liefert im Grunde alles, was unser Organismus braucht: Kohlenhydrate in Gestalt verschiedener Zucker und Stärke, fast alle Aminosäuren sowie Fette, und diese überwiegend in Form hochungesättigter Linol- oder Linolensäure. An Mineralien sind besonders Kalium, Magnesium und Phosphor zu nennen. Vitamine hat man ebenfalls in teilweise erheblichen Mengen nachgewiesen. So enthalten 100 g Pollen bis zu 1 g Vitamin A. Hormonartige und antibakterielle Wirkstoffe sowie Fermente treten hinzu und vermitteln insgesamt das Bild einer »Vollwertnahrung schlechthin« (*Paul Uccusic*).

Doch sollten wir uns dabei gleichzeitig bewußt machen: bei den üblicher- und sinnvollerweise verzehrten Quantitäten kann der Pollen -mit Ausnahme von Vitamin A- nur einen begrenzten Beitrag zur

Wirkstoffversorgung des Menschen leisten.

Kontrovers diskutiert wird auch die Frage, ob der Blütenpollen nicht erst durch eine Fermentierung (wie sie im Stock von den Bienen vorgenommen wird) richtig für unseren Stoffwechsel aufgeschlossen werden müsse, da jedes Körnchen eine sehr harte »Schale« aufweist.

Seine Hauptwirkungen entfaltet das Bienenprodukt bei Sehstörungen sowie als Vorbeugungsmittel der Volksmedizin gegen Prostatabeschwerden.

Chlorophyll

Dem Blattgrün der Pflanzen spricht man bereits seit Jahrtausenden eine besondere Wirkung zu, ursprünglich wohl wegen der keimwidrigen Eigenschaften frisch auf Wunden aufgelegter Blätter (Kohl, Spitzwegerich).

Seit die chemische Struktur des Chlorophylls am Anfang unseres Jahrhunderts entschlüsselt wurde, weiß man darüber hinaus noch: »Aller Saft des Lebens ist gleich, ob rot oder grün« - denn der rote Blutfarbstoff und das Blattgrün sind sich in ihrem molekularen Aufbau außerordentlich ähnlich. Deshalb empfehlen viele Therapeuten das Chlorophyll auch zur Unterstützung der Blutbildung.

Erinnert sei an dieser Stelle an *Dr. Max Gerson*, den heute zu Unrecht weitgehend vergessenen Pionier einer wissenschaftlich begründeten Vollwerternährung. Er erzielte schon früh in den 30er Jahren mit seinem sog. »Grünblättersaft« ernährungstherapeutische Erfolge, u.a. auch bei Krebs.

Die Bedeutung des Blattgrüns für die menschliche Ernährung und Gesunderhaltung faßte *Prof. W. Heupke* (Frankfurt) einmal mit den Worten zusammen: »Das Blatt ist arm an Nährstoffen, es ist reich an Chlorophyll, an Mineralsalzen, Vitaminen und Spurenstoffen«. Hohe Wertschätzung brachte Heupke dem enthaltenen Pflanzeneiweiß entgegen, »denn aus ihm werden alle anderen Eiweißarten der Pflanze und des Tieres gebildet. Darum ist der ernährungsphysiologische Wert der Blätter sehr hoch und am größten, wenn das Blatt in rohem Zustand als Salat verzehrt wird«.

In den vergangenen Jahren ist, besonders in den Vereinigten Staaten, dem Chlorophyll in Laienkreisen (aber auch bei Ärzten) viel Aufmerksamkeit geschenkt worden. Der Verbraucher erlebte dort sein

»grünes Wunder«, und es entwickelte sich geradezu ein Kult um den »Stoff, aus dem letztlich alles Leben kommt«.

Es geht dabei meist um den Weizengrassaft bzw. daraus hergestellte Präparate. Man spricht ihm pharmakologische Wirkungen zu, z.B. die Eigenschaft, die feinen Kapillaren des Gefäßsystems durchlässig zu halten, was die Austauschprozesse im Körper stärkt. Empfohlen wird eine erhöhte Zufuhr von Chlorophyll (grünen Gemüsen) zur Verbesserung der Ausscheidungssysteme, also zur Reinigung und Entschlackung der Körpergewebe. Dies erhält die Zellen »jung«. Der Aufbau einer gesunden Bakterienbesiedelung des Darmes soll gefördert werden.

Beachten sollte man jedoch folgendes: Chlorophyll erweist sich als ausgesprochen empfindlich gegenüber der Erhitzung. Die zweifellos vorhandenen -wenn auch nicht gründlich genug untersuchten- therapeutisch nutzbaren Wirkungen des grünen Blattes sind sehr an einen möglichst »naturnahen« Verzehr gebunden (Frischpflanze, Frisch-Preßsaft).

Mag es an einzelnen zugeschriebenen »Wunderwirkungen« auch begründete Zweifel geben - der besondere Wert der grünen Gemüse für die (Krebs-) Prävention ist unumstritten. Er dokumentiert sich in der einhelligen Empfehlung aller bedeutenden Krebsforschungseinrichtungen sowie der Weltgesundheitsorganisation. Sie legen dem Verbraucher die grünen Blattgemüse -aber auch die gelben und rötlichen Farbnuancen des Früchtekorbes- ans Herz (siehe dazu auch den Abschnitt zu den »Sekundären Pflanzenstoffen« weiter oben).

Zur regelmäßigen Versorgung mit Blattgrün eignen sich besonders die heimischen Kohlarten (Weißkohl, Broccoli, Rosenkohl, Grünkohl, Wirsing u.ä.), natürlich die Blattsalate, Spinat sowie frischgeerntete Kräuter (z.B. Dill, Petersilie, Schnittlauch, Kresse, Basilikum) und Wildpflanzen wie Löwenzahn oder Brennessel.

Curcuma (Gelbwurzel)

Auch Gewürze können unter bestimmten Voraussetzungen und in besonderen Fällen heilsame, medizinische Kräfte in unserem Organismus entfalten. Dies gilt beispielsweise für die Gelbwurzel (hauptsächlich: Curcuma longa), ein Ingwergewächs, das bis zu zwei Meter hoch werden kann. Wirkstoffspender ist der umfangreiche Wurzelstock mit Knollen und Seitentrieben. Diese unterirdischen Teile der Pflanze werden nach der Ernte gewaschen, gekocht und danach getrocknet. Anschließend verarbeitet man die Wurzel üblicherweise zu einem feinen Pulver weiter.

Wir alle sind -auch wenn uns dies gar nicht bewußt sein sollte- mit dieser Heilpflanze bzw. dem daraus hergestellten Mahlgut vertraut, bildet es doch einen Hauptbestandteil von Curry-Mischung (jedenfalls solchen, die sich an traditionelle indische Rezepturen halten). Im Fernen Osten gehörte und gehört Curcuma zum ganz normalen täglichen Speisezettel. Es wird in Form von Saft, Curcuma-Wasser, als Pulver vielerlei Speisen beigefügt und in der Größenordung von bis zu 9 g täglich verzehrt (Indonesien). Eine amerikanische Untersuchung hat jüngst ergeben, daß zumindest im Tierversuch mit Curcuma-Zusätzen zum Futter das Auftreten von Dickdarmkrebs effektiv verhindert werden kann. Deshalb ist es nicht verwunderlich, daß dieses Leiden im asiatischen Raum weit weniger verbreitet ist als bei uns. Wer immer wieder einmal Probleme mit der Verdauung hat (Verstopfung, Blähsucht, empfindliche, leicht entzündliche Schleimhäute), sollte Curcuma vermehrt in der Küche verwenden oder besser noch spezielle volksmedizinische Verwendungen wie das Curcumawasser ausprobieren (1 Teelöffel Pulver pro Glas).

Typische Anwendungsgebiete für die Heilpflanze im asiatisch-pazifischen Raum sind außerdem z. B. auch die Wundbehandlung (Akne, sonstige Hautunreinheiten, Prellungen, Sportverletzungen), Asthma und Heuschnupfen, Erkältungen, Grippe sowie Störungen der Galle-Sekretion.

Erdmandel

Hierbei handelt es sich um die seit dem ägyptischen Altertum bekannte, medizinisch traditionsreiche und unter ernährungsphysiologischen Gesichtspunkten überzeugende Frucht des Erdmandelgrases (Cyperus esculentes). Interessant sind in diesem Falle die unterirdischen Teile der Pflanze. Sie bildet nämlich beträchtliche Wurzelknollen aus, die sich durch ganz bemerkenswerte Besonderheiten auszeichnen. So beispielsweise glänzen sie mit einen ungewöhnlich hohen Ballaststoffanteil bei gleichzeitig ganz vorzüglichem Geschmack - eine ansonsten leider kaum je bei Lebensmitteln anzutreffende Kombination (siehe auch weiter unter im Kapitel zum »Faser-Faktor«).

Die Erdmandel spendet darüber hinaus wertvolles, leicht verdauliches pflanzliches Eiweiß, zahlreiche Mineralstoffe (einschließlich dem Spurenelement Eisen) sowie Fett mit einem hohen Anteil an ungesättigten -herzschützenden- Fettsäuren. Gleichzeitig liefert die Erdmandel das pflanzliche Zellschutz-Vitamin E gleich mit, das notwendig ist, um die zufuhrnotwendigen aber chemisch unbeständigen hochungesättigten Fette (und damit die Zellen unseres Körpers) vor Oxidationen und Schädigungen durch Freie Radikale zu schützen.

Die unterirdischen Wurzelknollen der Erdmandel werden gereinigt und dann wertschonend zu kleinen Flocken weiterverarbeitet, ohne den Gesamtbestand an Wirkstoffen zu verändern oder Fremdsubstanzen (Aromen oder ähnliches) beizufügen. In dieser speziell präparierten Form sind sie für unsere Verdauungskräfte besonders gut verwertbar. Viele von uns werden den appetitdämpfenden Effekt solcher Pflanzenfasern zu schätzen wissen, wodurch eine Gewichtsreduktion »ohne Gewaltakte« oder radikale Hungerkuren möglich wird. Noch bedeutsamer sind jedoch die gesundheitlichen Aspekte. Denn mit dem Verzehr der Flocken (etwa 2 Eßlöffel pro Tag werden empfohlen) lassen sich auf einen Schlag alle Vorteile einer darmfreundlichen Schutzkost mit Pflanzenfasern sichern:

* Die Verdauung wird angeregt, da die Ballaststoffe im Darm aufquellen und aktivierende Reize auf die Schleimhaut ausüben. Verstopfung -das große Grundübel des modernen Lebensstils- läßt sich dadurch zuverlässig beseitigen.

* Ballaststoffe bewirken im Verdauungstrakt aber noch mehr: Sie binden z. B. Stoffwechselgifte oder andere toxische Rückstände und bringen sie sicher und gefahrlos zur Ausscheidung.

* Außerdem dienen sie der Darmflora, also dem »Bakterienteppich« auf der Darmschleimhaut, als Nahrung, stärken die erwünschten, symbiotischen Keime und verdrängen gleichzeitig gefährliche Mikroorganismen.

* Inzwischen weiß man, daß Buttersäure (Butyrat) im Darm für die Schleimhäute wichtig ist und vor Dickdarm- und Enddarmkrebs schützt. Buttersäure nun entsteht jedoch nicht durch Fettverzehr, wie man angesichts des Namens vermuten könnte. Ausgangsstoffe dafür sind bestimmte Ballaststoffe (unter anderem die sog. resistente Stärke). Sie gelangen unverändert bis in den Dickdarm und werden dort erst durch Bakterien zersetzt und aufgeschlossen. Dabei bildet sich die erwähnte schleimhautschützende Substanz. Beim Deutschen Institut für Ernährungsforschung (DIfE) in Potsdam-Rehbrücke laufen seit einiger

Zeit Untersuchungen, mit deren Hilfe die hierbei aktiven Mikroorganismen der Darmflora exakt identifiziert werden sollen, um ihr Wachstum
im Verdauungstrakt anschließend gezielt zu fördern. Derselbe Effekt
läßt sich jedoch allein schon dadurch erreichen, daß wir uns bewußt
ballaststoffreich ernähren.

Es kann aus allen diesen Gründen nicht verwundern, daß mit der
Erdmandel schon Mitte der 80er Jahre im Verlaufe eines frühen
wissenschaftlichen »Pilotversuchs« bei der diätetischen Behandlung
sehr schwer darmkranken Patienten bemerkenswerte positive Resultate
erzielt werden konnten (Dr. Walther Zimmermann).

Grundsätzlich gehört die Erdmandel zu jenen originären und recht raren
Bio-Komplexmittel, die über die aufgeführten spezifisch wirkenden
Bestandteile hinaus noch zahlreiche weitere Sekundäre Pflanzenstoffe
enthalten und manche ansonsten in der Zivilisationskost selten
vorkommende Verbindung aufweisen. Zu nennen sind hier beispiels-
weise Enzyme, Phytohormone, Biotin (Vitamin H) oder Rutin, ein
Flavonoid, das die Blutgefäße stabilisiert und Gewebe, Organe und
Zellen ähnlich effektiv wie Vitamin E vor Freien Radikalen schützt.

Fischöl (Omega-3-Fettsäuren)

Bei »heilkräftigen« Lebensmitteln haben wir es in aller Regel mit
pflanzliche Erzeugnisse zu tun (um solche handelt es sich ja auch im
Falle von Bienen-Produkte wie Honig, Propolis, Blütenpollen oder
Gelée Royale). Ab und zu jedoch gelangen auch Nahrungsbestandteile
tierischen Ursprungs ins Visier. In den vergangenen Jahren war es vor
allem das Fischöl, das in dieser Hinsicht Schlagzeilen machte. Denn
Fisch weist -im Gegensatz zu Fleisch- eine Besonderheit auf, die für
Herz und Kreislauf vorteilhaft sein kann. Aufmerksam wurde man auf
diesen Umstand durch Studien bei Eskimos. Herzinfarkte kommen
unter ihnen sehr selten vor. Verantwortlich ist dafür zum Teil der hohe
Fischverzehr der Bevölkerung. Dadurch werden nämlich beträchtliche
Mengen an Omega-3-Fettsäuren (insbesondere die Eikosapentaensäure)
aufgenommen, und diese Substanz gilt inzwischen als ein wirksamer
Herz-Schutzfaktor, der vor allem die Fließeigenschaften des Blutes
verbessert, die Triglyzeride, den Blut-Serum-Cholesteringehalt sowie
hohen Blutdruck zu regulieren vermag.

Da in Fachkreisen in Analogie zu amerikanischen Untersuchungen von
einem »latenten Mangel bei zwei Dritteln aller Bundesbürger« (Dr. M.

Ullmann) gesprochen wird, raten viele Ernährungswissenschaftler, pro Woche mindestens ein bis zwei Fischmahlzeiten zu verzehren. Insgesamt gesehen ist allerdings die Diskussion zum Fischöl (das seit längerer Zeit auch in Kapselform angeboten wird) noch voll im Gange und wird durchaus kontrovers geführt.

Ginseng

Panax ginseng ist wohl das bekannteste und -im fernöstlichen Raumbeliebteste pflanzliche Volksheilmittel. Die Traditionelle Chinesische Medizin (TCM) verwendet die »Menschenwurzel« (»Renshen«, so ihre ursprüngliche Bezeichnung) seit Jahrtausenden. Einem Medizinlehrbuch aus dem 3. Jahrhundert v. Chr. beispielsweise ist zu entnehmen: »Ginseng erhält die fünf Funktionskreise, beruhigt die Nerven und furchtbedingtes Herzklopfen, verbessert die Sehkraft, stärkt den Verstand und führt bei Langzeitanwendung zu einer Verlängerung des Lebens und zur Verjüngung«.

Ursprünglich war es im Reich der Mitte durchaus an der Tagesordnung, die Wurzel zu diesem Zweck zu kauen. Heute nimmt man sie in Form von Pulver oder Pillen ein, oder man bereitet daraus einen Tee. Kaum bekannt dürfte bei uns sein, daß in Fernost auch die Blätter der Pflanze (asiatischer Ginseng) Verwendung finden.

Viele der geradezu wundersamen Wirkungen, die im Volksglauben der Wurzel zugeschrieben werden, konnten von der Forschung allerdings nicht bestätigt werden. Dies gilt z. B. für die angeblich potenzfördernden Effekte. Andererseits spricht manches dafür, daß die Einnahme der Ginseng-Wirkstoffe bei Rekonvaleszenz, zum Aufbau der Leistungskraft nach Erkrankungen oder der Stärkung der Lebensgeister nach seelischen Belastungen sehr nützlich sein kann.

Keime und Sprossen

Vorweg gleich eine notwendige Begriffserklärung: Wir sprechen im folgenden ganz bewußt von »Sprossen«, da die Bezeichnungen »Keime/Keimlinge« oft mißverständlich verwendet werden und mitunter nur einen Teil des ganzen Samens bezeichnen (siehe hierzu auch unter »Weizenkeime«).

Sprossen dagegen meinen ausschließlich den mehr oder weniger ausgekeimten Samen nach ca. 4 Tagen Keimdauer, noch vor deutlicher

Herausbildung der grünen Blättchen.

Die systematische Verwendung von Pflanzensprossen in der menschlichen Ernährung hat ihre Heimat im fernen Osten.

Die geschichtlichen Zeugnisse deuten darauf hin, daß man beispielsweise die Sojabohnensprossen zuerst in der Medizin einsetzte und erst später dann in der chinesischen Küche.

Heute liegt das Zentrum der medizinischen Forschung zu dieser besonderen Form von Pflanzennahrung in den Vereinigten Staaten.

Das Interesse der Ernährungsexperten entzündet sich dabei im wesentlichen an den folgenden Elementen:

* Sprossen repräsentieren eine hohe Wertstufe unserer Nahrung, sind gewissermaßen Frischkost schlechthin, verzehrt direkt nach der Ernte.

* Sprossen stellen *Lebens*-Mittel im Sinne *Prof. Werner Kollaths* dar, also eine unveränderte Nahrung mit einem biologisch ausbalancierten Komplex an Wirkstoffen. Sie erfüllen wichtige Kriterien für eine bekömmliche Kost, so enthalten sie z.B. ausreichend Ballaststoffe, welche die Verdauung fördern, und sind in der Regel relativ kalorienarm.

* Die Wirkstoffe selbst erfahren im Prozeß des Keimens eine teilweise unerhörte Aufwertung. Was die Quantität angeht, so gilt dies vor allem für die Vitamine. Der B2-Gehalt verachtfacht sich beispielsweise bei der Mung-Bohne innerhalb von 5 Tagen. Noch dramatischer ist oft die Zunahme beim Vitamin C. Allerdings kommt es auch vor, daß einige Vitamine von Fall zu Fall durch den Keimvorgang aufgebraucht und damit verringert werden.

Eine andere Form der Aufwertung erfahren dagegen die Mineralstoffe und Spurenelemente. Sie werden nicht in ihrer Menge erhöht, sondern im Grad ihrer biologischen Wirksamkeit. Dies geschieht dadurch, daß sie sich mit Eiweißkörpern »zusammentun«, wodurch sie gleichzeitig nebenbei stoffwechselgerecht für die menschliche Verdauung vorverarbeitet werden.

Übrigens gewinnt die Eiweißqualität bedeutend durch den Vorgang der Keimung. Die biologische Wertigkeit des Getreide-Proteins wird dadurch erheblich gesteigert, die essentiellen, lebenswichtigen Aminosäuren nehmen »bis zum Fünffachen zu« (I. Münzing-Ruef).

* Damit im Zusammenhang steht die herausragende Qualität der Sprossenkost als enzymreiche Nahrung, welche unsere Verdauung und

die Verwertung der Nährstoffe wirkungsvoll unterstützt.

Ein Teil der Enzyme wird nämlich nicht in unserem Körper gebildet und muß von außen zugeführt werden. Quellen hierfür finden sich in frischen Pflanzen. Die Enzyme sind eine Art Maß für die Lebendigkeit unserer Nahrung und tatsächlich nichts weniger als ein »Jungbrunnen«, insofern durch sie Erneuerungsvorgänge im Organismus eingeleitet und unterhalten werden. Dadurch erlangt eine betont enzymreiche Nahrung besonders im fortgeschrittenen Alter eine große Bedeutung.

* Schließlich gelten Sprossen noch als Träger spezifischer Nahrungsfaktoren, die möglicherweise krebsfeindlich wirken (sog. »Nitriloside« nach *Ernest T. Krebs*) oder vorschnellem Altern vorbeugen (z.b. durch den Gehalt an Nukleinsäuren).

Zahlreiche Samen (z.B. Alfalfa, Linsen, Roggen, Weizen, Rettich, Kresse, Sesam oder Sonnenblumenkerne) eignen sich zur Sprossenzucht, und wichtig ist es schließlich auch, beim Keimgut auf Qualität zu achten (optimale Keimfähigkeit). Entsprechende Anleitungen sind im Buchhandel erhältlich.

Praxistip: Keimaktiviertes Getreide

Ein besonderes Problem der Sprossenzucht bleibt allerdings immer noch der recht hohe zeitliche Aufwand und auch die Gefahr des Schimmelbefalls. Nicht jeder kann und möchte sich darauf einlassen.

Seit einiger Zeit gibt es jedoch eine neuartige Form der Sprossennahrung auf Getreidebasis (Weizen und Gerste), die es erlaubt, die vielfältigen gesundheitlichen Vorteile von gekeimter Nahrung leicht handhabbar zu nutzen. Dieses enzymreiche Getreide hat, bevor es zum Verbraucher kommt, einen biologischen Keimprozeß von 5 bis 6 Tagen durchlaufen und zeichnet sich durch hohe Eiweißqualität, Ballaststoffreichtum sowie einen beträchtlichen Vitamin- und Mineralstoffgehalt aus. Außerdem sind bestimmte Substanzen des Getreides reduziert, die ansonsten im »Ruhezustand« des Korns oder im Vollkornmehl die Verwertung wertvoller Inhaltsstoffe behindern (Phytin). Untersuchungen haben gezeigt, daß auch Menschen, die an einer Gluten-Unverträglichkeit (Zöliakie) leiden, diese aufgeschlossene Form der Getreidenahrung unbeschadet zu sich nehmen können. Die keimaktivierte Form der Getreidenahrung baut hinsichtlich der Verträglichkeit keine Hürden vor dem Konsumenten auf und kann überdies ohne

Einweichen und ähnliche Zubereitungen sofort verzehrt werden. Für die gute Verdaulichkeit bürgt allein schon das Tandem »Enzyme und Ballaststoffe«. Beide sorgen dafür, daß sich die Verdauungsprozesse optimieren und schließlich reibungslos ablaufen: so, daß wir davon gar nichts mehr merken.

Kiwi (Actinidia chinensis)

Die Kiwi stammt ursprünglich aus China und Taiwan, auch wenn das neuseeländische Wappentier für die heute gebräuchliche Bezeichnung Pate stand. Es handelt sich um die Zuchtform der chinesischen Stachelbeere, ein Rankengewächs, das bis zu 8 Meter lang werden kann. Die Pflanze wird inzwischen in vielen Teilen der Welt, von Japan bis Südafrika, kultiviert. Unsere Importware stammt meist aus Neuseeland, Italien oder Israel.

Nach jüngsten ernährungswissenschaftlichen Untersuchungen unter Leitung von Prof. Paul LaChance gehört die Kiwi-Beere zu den Früchten mit dem ausgewogensten Nährstoffprofil überhaupt. Kriterien für eine solche Beurteilung bildeten die Verteilung von Vitaminen, Mineralstoffen und Spurenelementen, Eiweiß, Enzymen, Faserstoffen und Sekundären Pflanzenstoffe (im angelsächsischen Raum auch als Phytochemikalien bekannt). Besondere Beachtung fanden dabei die antioxidativ wirkenden Substanzen. Auf allen diesen gesundheitlich relevanten Feldern nimmt die Kiwi -was die Obstsorten angeht- einen Spitzenplatz ein. Dies gilt vor allem im Hinblick auf das Vitamin C (durchschnittlich 100 mg pro 100 g Frucht; es wurden sogar Spitzenwerte von bis 300 mg gemessen). Auch der Gehalt an eiweißspaltenden Enzymen (vor allem Actinidin) ist mit 300 mg ganz beachtlich. Bewährt haben sich Kiwis deshalb bei verschiedenartigen Verdauungsbeschwerden und zur Verbesserung des Darmmilieus.

In klinischen Tests hat sich überdies gezeigt, daß Kiwi-Verzehr den Cholesterinspiegel senken kann. Außerdem gibt es Hinweise für eine krebshemmende Wirkung speziell auf Hauttumoren (Melanome), wie sie vor allem durch ausgedehnte Sonnenbäder (aggressive UV-Strahlen) hervorgerufen werden.

Einige praktische Hinweise: Wer seine Freude an der Frucht haben und behalten möchte, muß den richtigen Zeitpunkt abpassen und darf sie nicht zu hart oder überreif konsumieren. Die Schale soll noch nicht runzelig sein, aber auf Druck ein klein wenig nachgeben: dann sind die

Beeren reif. Harte Früchte läßt man nach dem Einkauf bei Zimmertemperatur nachreifen; danach kann man sie noch einige Tage im Kühlschrank aufbewahren.

Knoblauch

Was die medizinischen Anwendungsmöglichkeiten des Knoblauchs angeht, so kann man sich dabei schon auf *Hippokrates* und seine Schüler berufen.

Welches sind nun jene »inneren Werte«, die den Knoblauch zu einer Sondererscheinung unter den pflanzlichen Hervorbringungen machen?

Da ist einmal das *Allicin*, der seltene, ölhaltige Hauptwirkstoff (entdeckt erst im Jahre 1944). Diese Substanz besitzt eine stark bakterienhemmende Wirung und bildet die Grundlage für die Schutzwirkungen des Knoblauchs gegen Infektionen (»natürliches Antibiotikum« oder »russisches Penicillin«). Da diese Eigenschaften sich gezielt gegen krankmachende Erreger richten und beispielsweise die natürliche Bakterienbesiedelung des Darmes nicht beeinträchtigen, verbessert das Allicin ganz allgemein unsere Widerstandskraft und damit das körpereigene Abwehrsystem.

Eine Sache ganz eigener Art sind die gesundheitserhaltenden Qualitäten der Knoblauch-Inhaltsstoffe für Herz und Gefäße. Verschiedene Substanzen (Ajoene, Adenosin, Phospholipide, Flavonoide) verbessern die Fließeigenschaften des Blutes und wirken bedrohlichen Verklumpungen der Blutplättchen entgegen. Dies vermindert das Risiko, an einer pathologischen Veränderung und Verengung der Blutgefäße zu erkranken (Arteriosklerose mit den Folgen Herzinfarkt und Schlaganfall).

Nicht unerwähnt bleiben sollte auch der Gehalt des Knoblauchs an Mineralstoffen, Spurenelementen (Calcium, Magnesium, Eisen, Selen) und Vitaminen, darunter besonders des Provitamins A.

Allerdings: An diesem Punkt zeigt sich ein spezifisches Problem, und zwar das der vernünftigen Dosierung. Ein geradezu verschwenderischer Verzehr des durftreichen Gemüses -wie bei orientalischen Völkerschaften auch heute noch üblich und toleriert- ist bei uns nicht vorstellbar. Alle seine therapeutischen Möglichkeiten wird der Knoblauch jedoch erst dann entfalten, wenn er tatsächlich als regelmäßiger Nahrungsbestandteil in größeren Mengen Verwendung findet. Denn auch Faktoren wie der Selen-Gehalt der Pflanze kommen ja selbst dann kaum zum Tragen, wenn täglich mehrere Knoblauchzehen verzehrt werden.

Außerdem sollte man die Pflanze (das gilt für alle Zwiebelgewächse) nach Möglichkeit *roh* essen. Sie enthalten nämlich allesamt schwefelhaltige Verbindungen, die gegen Hitzeeinwirkungen sehr empfindlich sind.

Kohl

Dieses typisch deutsche Gemüse werden wohl wenige Menschen spontan als Heilnahrung einordnen - und doch sind gerade die Kohlarten ein treffendes Beispiel dafür, welcher Schatz an gesundheitserhaltenden Gehalten wirkliche »Lebens«-Mittel mitunter bergen.

So entdeckte man im Kohlsaft einen sogenannten Anti-Ulkus-Faktor (*G. Cheney*, 1950) mit heilsamer Wirkung bei Magen- und Darmgeschwüren. Wie man später herausfand, handelt es sich dabei um einen Eiweißkörper mit Namen Methyl-Methioninsulfoniumbromid.

Inzwischen wurde hinreichend nachgewiesen (u.a. durch *Strehler/ Hinziger*/Universität Bern), daß durch Gabe von Kohlsaft die Ausheilung von Magen- und Zwölffingerdarmgeschwüren signifikant beschleunigt werden kann.

Doch damit nicht genug: erst jüngst geriet diese Gruppe von Gemüsepflanzen in die Schlagzeilen, als man nämlich darauf stieß, daß Kohl (in allen seinen Variationen) durch seine entgiftende Wirkung das Krebsrisiko vermindern kann (*Dr. Brüning*/Hannover), und daß die enthaltenen Senföle quasi als natürliche Antibiotika so manche Bakterienattacke aus dem Feld zu schlagen vermögen (so der Gießener Ernährungswissenschaftler *Prof. Leitzmann*).

Kombucha

Das Kombucha-Getränk ist ein weiterer Beleg für den »Segen aus dem Mikrokosmos«, d. h. die besonderen gesundheitlichen Werte von speziellen Kleinlebewesen, insbesondere von Hefen.

Man muß hierbei grundsätzlich zwei Dinge unterscheiden: das milchsaure Getränk und den Pilz selbst. Letzterer präsentiert sich als eindrucksvolles, kompaktes Gebilde und besteht aus einer gallertartigen, dicken Masse. Darin siedeln und vermehren sich hauptsächlich mehrere

Arten von Hefen und Bakterien und bilden mit einem Gerüst an Kohlenhydraten den »Schwamm«. Ein solcher Ansatz kann bei bestimmten Versandstellen erworben werden. Der Anwender gibt ihn in ein größeres Gefäß mit gesüßtem Schwarztee (neuerdings wird auch nicht-fermentierter Grüntee empfohlen). In diesem Medium gedeiht der Pilz erfahrungsgemäß am besten. Er wächst, und durch die damit verbundenen Stoffwechselprozesse entstehen Milch- und Essigsäure sowie u.a. die Glukuronsäure und verschiedene Vitamine (diese allerdings in nicht sehr erheblichem Umfange). Der Alkoholgehalt des -bedingt durch die ebenfalls gebildete Kohlensäure- prickelnden Getränks ist relativ niedrig (um die 0,5%).

In Deutschland wurde Kombucha vor allem durch die Arbeit und die Veröffentlichungen von Dr. med. Rudolf Sklenar bekannt, der den Pilz bzw. das daraus bereitete Getränk zur Sanierung der Darmflora einsetzte und als begleitende Therapie bei Krebserkrankungen - allerdings mit wenig Resonanz bei den Kollegen- propagierte. Für solche weitreichenden Wirkungen gibt es bislang noch keine Belege. Hilfreich auf jeden Fall ist Kombucha im Hinblick auf eine gesunde, vitale Darmflora. Das erfrischende Getränk enthält sowohl Milchsäure wie auch entsprechende Bakterien und wirkt deshalb anregend auf die Verdauung. Hautleiden (Furunkel) können sich im Verlaufe der Anwendung bessern, und die Erfahrung lehrt, daß man bei Kombucha-Kuren wegen der entschlackenden Wirkung auch leichter abnimmt.

Kürbiskerne

Die Samen der Kürbisfrucht entfalten therapeutisch interessante Wirkungen vor allem im Bereich der ableitenden Harnwege (entzündliche Blasenstörungen). Besonders nützlich erweisen sie sich bei Prostata-Beschwerden und als Vorbeugung gegen die sich häufig nach dem 50. Lebensjahr beim Mann einstellende Vergrößerung der Vorsteherdrüse (Prostata-Adenom).

Die Kerne sind ungewöhnlich eiweißhaltig (30%) und weisen eine Reihe von essentiellen ungesättigten Fettsäuren auf sowie wertvolle Mineralien (darunter Zink).

Es genügt, regelmäßig eine kleine Menge von Kürbiskernen, z.B. als Beigabe zum Müsli zu verwenden.

Gegebenenfalls sollte man sie über Nacht in Wasser einweichen, um die Inhaltsstoffe des Samens für unsere Verdauungskräfte besser aufzuschließen.

Kwasz

Auch beim Kwasz zeigt sich, daß milchsaure Lebensmittel gewissermaßen natürliche Verbündete der menschlichen Gesundheit sein können. Es handelt sich dabei um ein traditionsreiches russisches Volksgetränk - oder besser gesagt: um eine ganze Gruppe von eng verwandten Getränken. Ihnen gemeinsam ist, daß sie einst in Eigenregie im Haushalt aus kohlenhydratreichen Grundstoffen durch alkoholische und/oder milchsaure Gärung bereitet wurden. Bei den Rohstoffen kamen und kommen ganz unterschiedliche Lebensmittel in Betracht. Oft griff man dazu einfach auf hartgewordenes Brot zurück und bereitet daraus den bei uns ebenfalls inzwischen bekannten Brottrunk. Es werden aber auch Früchte (zahlreiche Obstsorten), verschiedene Mehle, Zwieback oder Malz verwendet. Darüber hinaus bereitet man in bestimmten Regionen Rußlands sicherlich sehr wohlschmeckende und darmfreundliche Spezialitäten wie Ingwer- oder Pfefferminz-Kwasz.

Der bei uns inzwischen erhältliche Kwasz (Naturkostläden, Reformhäuser) beruht auf solchen russischen Original-Rezepturen und wird aus milchsauer vergorenem Vollkornbrot (Öko-Qualität) unter Beigabe von Honig und einigen Rosinen hergestellt. Das Getränk ist gewiß eine Bereicherung für häusliche »Getränkekarte«, es erfrischt und belebt den Stoffwechsel. Am auffälligsten ist sicher die günstige Verdauungswirkung etwa bei Verstopfung, Blähungen, Darmbeschwerden. Therapeuten empfehlen das Trinken von Kwasz im Falle von Hautleiden und zur Stärkung der Abwehrkräfte gegen Erkältungen.

Im Hinblick auf die Inhaltsstoffe zeigt sich, daß Kwasz ausgesprochen energiearm ist (5,6 Kilokalorien pro 100 ml). Der vergorene Getreidesaft enthält Enzyme, zahlreiche Vitamine, Mineralstoffe und Spurenelemente. Bedeutsam sind jedoch vor allem der beträchtliche Milchsäuregehalt (1 g pro 100 ml-Portion) sowie die mitgelieferten Milchsäurebakterien.

Milchsäure und Milchsäurebakterien sind -zusammen mit Bierhefe- die besten Wachstumshilfen für eine gesunderhaltende »eubiotische« Darmflora. Dadurch wird verhindert, daß sich krankmachende Keime (Candida; Mykosen) im Darm ausbreiten und den Körper durch ihre giftigen Stoffwechselprodukte geradezu überfluten können. Die

Darmschleimhäute werden geschützt und in ihrer Barrierefunktion (Schutz vor dem Eindringen von Keimen in den Körper) gestärkt. Das leicht saure Milieu des Dickdarms -in diesem Falle ist sauer segensreich und erwünscht- bewirkt beispielsweise, daß das gefährliche Eiweiß-Abbauprodukt Ammoniak mit dem Stuhl zügig ausgeschieden wird und die Leber nicht übermäßig belastet. Dies wiederum reduziert das Risiko, an Dickdarmgeschwüren oder daraus entstehendem Krebs zu erkranken.

Kwasz ist ein vorzügliches Begleitgetränk zur Intensivierung von Entschlackungs- und Fastenkuren. Man sagt ihm eine reinigende, entsäuernde Wirkung auch auf die Grundgewebe (Zwischenzellraum) nach. Auf nüchternen Magen morgens getrunken, kann ein Glas davon schon ausreichen, um die in solchen Fällen notwendige Darmreinigung herbeizuführen. Ansonsten trinkt man Kwasz regelmäßig zu den Hauptmahlzeiten, also etwa dreimal pro Tag, jeweils ein kleines Gläschen (= 100 ml) davon.

Leinsamen und Leinöl

Leinsamen (Linum usitatissimum) -auch als Flachs bekannt- ist eine äußerst vielseitig verwertbare traditionelle Nutzpflanze unserer Breiten. Schon in der jüngeren Steinzeit verstand man sich darauf, aus den robusten Fasern der Stengel Stoffe zu fertigen (das spätere Leinen oder »Linnen«), wie beispielsweise archäologische Funde in den Pfahlbausiedlungen rund um den Bodensee zeigten.

In der Leinpflanze stecken jedoch noch sehr viel mehr bedeutende Gehalte, die das Gewächs gerade für die Ernährungsmedizin von besonderem Interesse erscheinen lassen.

* Seit längerem schon bekannt ist natürlich die *verdauungsfördernde Wirkung* der Leinsaat. Dieser Effekt hat gleich eine doppelte Grundlage: Einmal quillt der Leinsamen im Verdauungstrakt auf. Er zieht Wasser an sich, und dies macht den Darminhalt voluminöser. Dadurch werden Reize auf die Darmwand ausgeübt, was die Peristaltik (Eigenbewegung des Darmes) anregt. Gleichzeitig sondert der Samen im feuchten Milieu der Verdauungswege Schleim ab; dies erleichtert und beschleunigt die Darmpassage noch zusätzlich.

Doch mit dieser eindrucksvollen Hilfestellung für die Verdauung erschöpfen sich die Dienste, welche die dunkelbraunen bis goldgelben kleinen Samen uns in gesundheitlicher Hinsicht zu leisten vermögen, noch lange nicht. Das Spektrum wertspendender Inhaltsstoffe ist breitgefächert und reicht von 20% leicht verdaulichem pflanzlichen Eiweiß bis zu hochwertigen essentiellen ungesättigten Fettsäuren.

* Bei der wichtigen und ansonsten in Lebensmitteln selten vorkommenden Alpha-Linolensäure ist das Leinöl mit einem Anteil von knapp 50 Prozent absoluter Spitzenreiter. Zum Vergleich: Sonnenblumen- und Distelöl weisen davon jeweils nur magere 1 Prozent auf; Weizenkeimöl immerhin 8 Prozent. Diese besondere Fettsäure kann man als »pflanzliche Antwort« auf das Fischöl und darin vorkommende gesundheitswirksame Substanzen bezeichnen. Letzteres enthält bekanntlich blutgefäßschützende und im Falle von Arthritis entzündungswidrige Omega-3-Fettsäuren (Eikosapentaensäure). Diese spielen eine zentrale Rolle bei der Bildung bestimmter Prostaglandine (hormonähnliche Stoffe). Sie tragen damit zur Regulierung von Immunvorgängen und entzündlichen Prozessen bei und sind wichtig für die Dämpfung von Entzündungsreaktionen (Allergien, Auto-Immun-Krankheiten). Die Alpha-Linolensäure, wird sie in ausreichenden Mengen zugeführt, stellt hier die benötigten Bausteine bereit, die es dem Körper ermöglichen, solche hochungesättigten Omega-3-Fettsäuren sowie daraus dann die erwähnten Steuerungssubstanzen selbst herzustellen. Die übliche Kost jedoch, besonders was Vegetarier oder erst recht Veganer angeht, stellt solche praktisch nicht zur Verfügung - mit einer Ausnahme: Leinsamen und Leinöl.

Damit immer noch nicht genug der Besonderheiten. Ganz neue Gesichtspunkte und Perspektiven bei der Nutzung der uralten Heil- und Nahrungspflanze hat die ernährungswissenschaftliche Forschung der vergangenen Jahre eröffnet. Dies geschah im Zusammenhang mit den geradezu revolutionären Erkenntnissen zur Bedeutung der Sekundären Pflanzenstoffe für unser Wohlergehen. Dabei ist man auf einzelne, nur in Pflanzen vorkommende biochemische Verbindungen gestoßen, denen ganz bemerkenswerte Schutzwirkungen im Organismus zukommen.

* Eine wichtige Rolle spielen dabei sog. Pflanzenöstrogene, und innerhalb dieser Gruppe wiederum vor allem die *Lignane*. Es steht inzwischen fest, daß solche Stoffe in der Nahrung bei reichhaltigem Vorkommen das Auftreten »hormonbezogener Krebsarten wie Brust-, Gebärmutterschleimhaut- und Prostatakrebs« verhindern können (B. Watzl und C. Leitzmann). Ganz eindeutig und augenfällig ist die

Beziehung zwischen lignanarmer Ernährung (z. B. im Fall der mitteleuropäischen Mischkost) und dem vermehrten Auftreten von Brustkrebs. Diese Erkrankung zählt zu den großen Problemfeldern der modernen Medizin, und das Leiden ist bei Frauen immer noch die häufigste Tumorerkrankung.

Wie sehr Leinsamen im Hinblick auf die Lignane vorteilhaft aus dem Rahmen fällt, veranschaulicht die folgende Tabelle:

Enthaltene Lignane in Milligramm
pro 100 Gramm Lebensmittel

Leinsamen	80,80
Weizenkleie	0,82
Roggenmehl	0,64
Buchweizen	0,47
Sojamehl	0,23
Hafermehl	0,21
Frischgemüse	0,14
Weizenmehl	0,04
Maismehl	0,04

Ein kleiner Wermutstropfen im Hinblick auf die gesundheitlich so ergiebigen kleinen Samen: Das daraus gewonnene Öl schmeckt nicht jedermann und ist -wegen der darin enthaltenen hohen Anteile an Alpha-Linolensäure- nicht lange haltbar. Man kann sich damit behelfen, daß man immer nur kleine Mengen davon besorgt und es dann schnell aufbraucht.

Beachten sollte man auch, daß Generationen von Anwendern mit dem Samen falsch umgingen. Es ist nämlich völlig verkehrt, sie zur Beschleunigung der Verdauung am Abend zuvor einzuweichen und dann morgens einzunehmen. Die Leinsaat soll im Verdauungstrakt »aufgehen« und erst dort Wasser binden (wozu überdies reichlich nachgetrunken werden muß).

Wollen wir andererseits vorzugsweise die inneren Wirkstoffgehalte des Samens nutzen, dann kommt es darauf an, diesen vor dem Verzehr zu schroten. Dies sollte stets frisch geschehen, nicht etwa auf Vorrat (allenfalls für einige wenige Tage), da die aufgebrochenen Samen ebenfalls recht schnell ranzig werden.

Und schließlich: Für Irritationen bei den Benutzern hat der Umstand gesorgt, daß im Leinsamen die Substanz Linamarin, ein Blausäure-Glykosid, vorkommt. Inzwischen konnte jedoch gezeigt werden, daß daraus im Verdauungstrakt keine Blausäure freigesetzt wird. Und selbst wenn dies möglich wäre: die enthaltenen Mengen an der schädlichen Substanz sind nur sehr klein und würden bei den üblichen Verzehrsmengen niemandem weh tun. Auch hier gilt das Wort des Paracelsus: Die Dosis macht, ob ein Ding ein Gift ist oder nicht.

Milchsaure Lebensmittel

Milchsäure ist ein Zwischenprodukt beim Kohlenhydratabbau und als solches Bestandteil nicht nur saurer Milch, sondern fast aller Pflanzen und Lebewesen.

Lange Zeit meinte man, daß der menschliche Körper selbst nur eine besondere Ausprägung dieser Substanz bilden könnte, und zwar die sog.»physiologische« L(+)-Milchsäure.

Es gibt 2 Arten von Milchsäure, und zwar die sog.

* L(+) - rechtsdrehende und die

* D(-) - linksdrehende.

Die L(+)-Version gilt als die eigentliche, werthaltige Milchsäure, wohingegen D(-) eher eine Belastung für den Stoffwechsel darstellen soll. Milchsäureprodukte enthalten üblicherweise eine Mischung aus diesen beiden Erscheinungsformen. Im Falle von Milchprodukten kann man jedoch durch »Impfung« mit ausgewählten Bakterienkulturen erreichen, daß L(+) überwiegt.

Bevorzugt werden sollten deshalb im Zweifelsfalle Erzeugnisse, bei denen ein hoher Anteil an L(+)-Milchsäure auf der Packung ausgewiesen ist.

Das Mißtrauen gegenüber der D(-)-Milchsäure gilt heute als überholt. Zwar hat die Weltgesundheitsorganisation (WHO) 1967 geraten, die Aufnahme dieses Stoffes zu begrenzen. Sieben Jahre später hob man dann allerdings diese Empfehlung ersatzlos wieder auf. Die »angeblich gesundheitsfördernden Wirkungen der L(+) und die schädliche der D(-) stellten sich als eine der größten Enten der Forschung heraus« - meint jedenfalls der Fernsehjournalist (»Hobbythek«) Jean Pütz.

Auch D(-) kommt »ganz regulär« im Körper vor, soviel steht fest.

Darmbakterien erzeugen die Substanz, und unser Körper wird damit durchaus fertig. Übertriebene Besorgnisse sind deshalb in dieser Hinsicht sicherlich fehl am Platze.

Wer trotzdem noch nicht überzeugt ist -und es gibt auch in der Wissenschaft noch vereinzelte skeptische Stimmen-, kann sich inzwischen an eine bunte Vielfalt »alternativer« milchsaurer Produkte halten (Reformhaus auch seit längerem bereits in Supermärkten).

Bei der *Milchsäuregärung* handelt es sich um eine der ältesten Techniken, mit deren Hilfe Lebensmittel haltbar gemacht werden können. Ihre Bedeutung reicht jedoch ganz offensichtlich weit über den Bereich der bloßen Konservierung hinaus. Man hat vielmehr in jüngerer Zeit den Eindruck gewonnen, daß bei diesem Prozeß in der Nahrung Veränderungen vor sich gehen, die dem Stoffwechselgeschehen beim Menschen zuträglich sind.

Erklären kann man sich dies dadurch, daß entsprechende milchsaure Produkte die Darmflora, also die Bakterienbesiedelung des Verdauungstrakts, vorteilhaft beeinflussen. Neuerdings hat eine Studie der Karls-Universität Prag diesen Zusammenhang eindrucksvoll bestätigt (Medizinische Fakultät, 1991). Nach der täglichen Verabreichung eines Sauermilchgetränks verminderte sich der Anteil an bestimmten krebsfördernden Bakterienarten (Clostridien) sowie weiteren krankmachenden Keimen (z.B. Enterokokken) beträchtlich.

Ausgangspunkt für die besondere Wertschätzung milchsaurer Produkte war ursprünglich die Beobachtung, daß jene Völker, bei denen die Milchsäurekonservierung intensiv betrieben wird (und deshalb entsprechende Lebensmittel regelmäßig und in größeren Mengen verzehrt werden), sich häufig durch einen beneidenswerten Gesundheitszustand auszeichnen.

So kennen beispielsweise die Chinesen viele milchsauer vergorenen Produkte aus Gemüsen, Sojabohnen (-Sprossen), und bei manchen Negerstämmen Afrikas hat man die verschiedenartigsten Formen gesäuerter Gerichte ausfindig gemacht. Auch die russische Küche ist »undenkbar ohne gesäuertes Schwarzbrot, Sauerkraut, saure Gurken« (*von Haller*).

Seit den 50er Jahren spricht man schließlich immer wieder von der Milchsäureernährung als einer Heilkost bei Krebs (*Dr. Johannes Kuhl*) oder empfiehlt sie in Gestalt einer »Getreidekeimdiät« bei schweren Erkrankungen wie der Multiplen Sklerose (Evers-Diät).

In Mitteleuropa sind es traditionell vor allem die gesäuerten Milchprodukte, die in größerem Umfange Verwendung finden und leicht und problemlos in einen Gesund-Kost-Plan eingebaut werden können.

Molke

Trinkmolke entsteht in größeren Mengen bei der Quarkherstellung (sogenannte Sauermolke).

Die dabei anfallende wässrige Flüssigkeit wird gesiebt, z.T. mit speziellen Bakterienkulturen »beimpft« und pasteurisiert.

Die Trinkmolke schätzt man vor allem als »gesunden Schlankmacher«, vornehmlich in Verbindung mit Fastenkuren, wie sie heute in vielen Therapieeinrichtungen durchgeführt werden. Denn die Molke ist sehr energiearm, enthält hochwertiges Eiweiß in allerdings geringfügigen Mengen, darüber hinaus noch Milchzucker und Milchsäure (wirkt also leicht abführend) sowie B-Vitamine und Mineralien.

Nach *Dr. Helmut Anemueller* stärkt Molke vor allem den Darm (Bakterienflora), die Leber (Entgiftung) und den Stoffwechsel (z.b. im Sinne einer Harnsäureregulierung).

Papaya

Die Papaya hat im Moment unter ernährungsbewußten Verbrauchern Hochkonjunktur. Nicht, daß die Ernte in den tropischen Anbaugebieten des Baumes besonders üppig ausgefallen wäre. Stimmung für die gewichtige Frucht machten hier vor allem Buch- und Zeitschriftenveröffentlichungen. Papayas gelangten beispielsweise als »Anti-Krebsmittel« und auch ansonsten umfassend gesunde und heilsame »Eingeborenen-Medizin« in die Schlagzeilen. Solche Sensationen kommen und gehen in der Regel, leider, ohne einen wirklichen Durchbruch bei den drängendsten Problemen der Medizin herbeizuführen.

Ein jeder hat sie schon im Supermarkt gesehen: die gelbgrünen Früchte des Melonenbaumes (Carica papaya) mit dem hellen Fruchtfleisch, ursprünglich in Mittelamerika beheimatet. Sie können bis zu 8 kg schwer werden (bei uns erhältlich sind jedoch nur wesentlich kleinere Sorten) und sollten am besten roh, frisch verzehrt werden. Wie immer es nun um bestimmte Heilwirkungen bestellt sein mag: Die wuchtige Melone mit den vielen Kernen im gehöhlten Inneren ist in der Tat auch für die Ernährungsmedizin durchaus von einigem Interesse. Sie enthält einerseits zwar nur das übliche Spektrum an Inhaltsstoffen, wie z.B. Mineralstoffe, Vitamine (insbesondere Karotinoide), geringe Quantitäten an Fruchtsäuren. Eine besondere, ungewöhnliche Gabe stellt jedoch der spezifische Inhaltsstoff Papain dar. Dieses Enzym ähnelt dem Pepsin im Magen und hilft dort -ähnlich wie Bromelin in der Ananas-, das aufgenommene Eiweiß aufzuspalten. Deshalb wird der Verzehr von Papayas bei Verdauungsstörungen lange schon empfohlen, und in Amerika verwendet man das isolierte Enzym wegen seiner spezifischen Wirkung auch als Fleischzartmacher.

Die vielfach beschriebenen positiven Auswirkungen besonders auf die Verdauungsabläufe wird durch Erfahrungen der Ayurveda-Medizin belegt. Papaya wirkt nämlich antibakteriell und lindert Beschwerden, die in Zusammenhang mit Schleimhautentzündungen stehen. In Indien rät man in solchen Fällen allerdings dazu, die pfefferkorngroßen Kerne mitzuessen. Tatsächlich hat man in der Medizin ganz »offiziell« bestätigen können, daß das Papain »bereits bestehende Entzündungen der Magenschleimhaut lindern kann« (Dr. Jörg Zittlau). A. Vogel, der bekannte schweizerische Naturarzt und erfahrene Tropenreisende, wies zusätzlich darauf hin, daß Papaya besonders effektiv zur Bekämpfung von Darmparasiten eingesetzt werden kann. Mit den Kernen -die etwas scharf und nicht sehr angenehm schmecken- werfen die Konsumenten allerdings möglicherweise das Wertvollste an der Frucht weg. Auch darin nämlich findet sich das Papain, neben anderen Verbindungen wie wertvollen Senfölen beispielsweise.

Beim Einkaufen sollte man darauf achten, wirklich frische, reife Früchte zu erhalten. Dies ist erfahrungsgemäß weniger in Supermärkten der Fall als in Feinkostgeschäften oder Asienläden sowie -zu allerdings horrenden Preisen- bei bestimmten Früchte-Versendern, die gewissermaßen Direktlieferungen »vom Baum zum Kunden« anbieten. Die Schale sollte mindestens zur Hälfte gelb sein und auf leichten Fingerdruck etwas nachgeben. Grüne Früchte sollte man nicht kaufen. Sie sind unreif geerntet und reifen zuhause nicht nach.

Rohpapain für Präparate (Kapseln zur Verdauungsunterstützung) wird aus solchen grünen, unreifen Früchten sowie den Blättern und Stengeln (sie enthalten besonders viel Papain) gewonnen.

Rote Bete

Ähnlich wie beim Blattgrün, so mißt man auch dem roten Pflanzen-farbstoff der Roten Bete (daneben jenem der Heidelbeeren, schwarzen Johannisbeeren, Holunder) eine eigentümliche, lebenserhaltende Schutzfunktion zu. Dieses sog.»Betanin« wirkt nachweislich hemmend auf das Bakterienwachstum.

In der Forschung umstritten ist allerdings die These des ungarischen Arztes A. *Ferenczy,* der in den Roten Beten ein Anti-Krebs-Mittel entdeckt zu haben glaubt. Verantwortlich für solche vermutete Wirkungen sollen »zellatmungsaktive« Betacyane sein, Substanzen, die aus dem roten Pflanzensaft stammen.

Wie man dazu auch stehen mag: das Wurzelgemüse stellt auf jeden Fall mit seinem Reichtum an Mineralstoffen (darunter seltene Spurenstoffe wie Lithium, Strontium, Rubidium) eine wertvolle Bereicherung der Gesundheitsküche dar. Und auch hier gilt: am besten verwende man die möglichst frische, unerhitzte Frucht (Rohkostsalate, Frischsaft), und erst in zweiter Linie greife man auf ebenfalls erhältliche getrocknet Konzentrate oder gekochte Rote Bete zurück.

Topinambur

Topinambur ist ein zu Unrecht weithin unbeachtetes Korbblütler-Gewächs aus der Verwandtschaft der Sonnenblume. Verwendet werden hier allerdings nicht die Samen, sondern die zahlreich gebildeten Wurzelknollen (Rhizome).

Obwohl man einige bemerkenswerte Eigenschaften der Topinambur-Wurzeln in der Forschung bereits lange kennt (*Cremer* und *Lang,* 1951), fand diese Pflanze erst in den vergangenen Jahren bei den Fachleuten größeres Interesse.

Die eigentlichen Qualitäten berühren in erster Linie die Kohlenhydrat-Zusammensetzung der Wurzel, die sie für den Diabetiker besonders nützlich und geeignet macht. Die Analysen haben hier als Haupt-bestandteil das Inulin ergeben, das fast gänzlich aus Fructose (Fruchtzucker) besteht. Der Anteil an Traubenzucker (Glucose) beläuft sich gerade eben auf 3% - ein außerordentlich niedriger Wert, wenn man bedenkt, daß in Pflanzen die Kohlenhydrate meist in Form von Glucose vorliegen. Während beim Verzehr anderer Nahrungsmittel oder Früchte im Körper zu deren Verwertung Insulin produziert werden muß, ist dies im Falle von Topinambur so gut wie nicht nötig. Der Genuß dieser Wurzel entlastet also eine Stoffwechselschwachstelle des Diabetikers - wie ja überhaupt in der mangelhaften Glukosetoleranz eine der schleichenden chronischen Schädigungen unserer Zeit zu sehen ist.

Eine weitere Besonderheit der Topinambur-Pflanze stellt ihre Eignung als Frischkost für den Winter dar - eine Eigenschaft, mit der sie in unseren Breiten ziemlich konkurrenzlos dasteht.

Weizengrassaft

Gras und Gräser sind in mancher Hinsicht ganz besondere Gewächse. Nur auf den ersten Blick scheinen sie -weil überall anzutreffen- alltäglich und unbedeutend. Immerhin entstammen (fast) überall auf der Welt die Grundnahrungsmittel aus dieser »Produktlinie« der Natur (Weizen, Reis, Mais, Gerste, Hirse, Hafer). Und aus der Gruppe der Gräser mag noch manche Überraschung und Neuentdeckung auf uns zukommen, wie wir weiter oben auch am Beispiel der vielseitigen Erdmandel (einem Riedgrasgewächs) gesehen haben.

Bemerkenswert bei den Gräsern ist auch folgendes: Es gibt darunter kaum Arten, die für den Menschen giftig sind; sie enthalten insbesondere keine heiklen Alkaloide. Deshalb scheint es fast so, daß sie (auch) speziell für uns geschaffen worden wären - ein Reservoire für die Ernährung und Gesunderhaltung, das bislang noch so gut wie überhaupt nicht genutzt wird, sieht man einmal von den Samen ab.

Es gibt zwar auch Freunde von Wildpflanzen-Spezialitäten, und diesen tut es, wie man hört, gesundheitlich gut, »ins Gras zu beißen«. Im allgemeinen dürfte es allerdings so sein, daß dem modernen Esser ein Wiesengras-Salat kaum zugemutet werden kann. Jedoch lassen sich die darin enthaltenen werthaltigen Komponenten der Gräser neuerdings trotzdem genießen, und zwar in Form von Weizengrassäften oder Gerstengraspräparaten. In Amerika sind die entsprechenden Säfte ein »Hit«; sie werden in bestimmten »Health-Shops« frisch zubereitet und als »Gesundheits-Cocktail« ausgeschenkt. Viele Konsumenten empfinden einen solchen Trunk als erfrischende und belebende, energiespendende Alternative. Inwiefern weitreichende zusätzliche Eigenschaften, die man dem tiefgrünen Getränk nachsagt (Aktivierung des Immunsystems, Blutdruckregulierung, Förderung der Gallensekretion u. ä.), ihre Bestätigung finden, bleibt abzuwarten. Manches spricht jedoch dafür

-will man sich die Mühe machen-, eine solche grüne Kur immer einmal wieder in den Gesundheitsfahrplan einzubauen. Die Liste der enthaltenen gesundheitswirksamen Wirkstoffe (insbesondere Enzyme, Chlorophyll, Spurenelemente, Vitamine und in geringen Mengen auch immerhin fast alle Aminosäuren) ist lang - auch wenn das Urteil amerikanischer Biochemiker etwas übertrieben sein mag, die vom Weizengras als der »vermutlich nährstoffreichsten Substanz, die wir kennen« sprechen.

Gerstengras enthält darüber hinaus ein besonderes antioxidatives Enzym, das sog. 2-O-Glykosylisovitexin. Nach Erkenntnissen von Prof. Takayuki Shibamoto (University of California) soll es in der Lage sein, eine zellschädigende Peroxidation ähnlich effektiv zu verhindern wie etwa die Vitamine C und E oder Beta-Carotin.

Weizenkeime

Sie gelten als »Gold des Weizens« und sind die Wirkstoffkammer des Korns, im Gegensatz zum stärkehaltigen Mehlkörper. Wir haben es dabei mit einer nichtaktivierten, ruhenden (»natürlich konservierten«) Wirkstoffreserve zu tun, anders also als bei den Keim*lingen* (siehe unter »Keime und Sprossen«).

Der Weizenkeim ist reich an B-Vitaminen, essentiellen Fetten, Eiweißbausteinen (Aminosäuren) sowie Vitamin E und enthält ein breites Spektrum an Mineralien und Spurenelementen.

Ähnlich wie bei hochwertiger Hefe, so weiß man auch vom Weizenkeim, daß er zu den wenigen Nahrungsmitteln zählt, »in welchen Substanzen von besonderer Wirkung entdeckt wurden, die aber noch nicht identifiziert sind« (*Dr. L. Burgerstein*). Derartige Stoffe hat man auch als »pflanzliche Hormone« bezeichnet, und man konnte bestätigen, daß sie neben der Wachstumsförderung bei Pflanzen -einem Indikator für die Qualität als essentieller Faktor- auch die Regenerationsfähigkeit beim Menschen stärken kann (u.a. bei Sportlern).

Als Zugabe zur täglichen Ernährung sind die Weizenkeime deshalb ein typisches Aufbau-, Rekonvaleszenz- und Stärkungsmittel.

Allerdings: die Gehalte der Weizenkeime sind flüchtig und neigen zum Verderb. Auch frisch erstandene Ware sollte innerhalb einer Woche aufgebraucht werden, sonst wird sie ranzig und schadet mehr als sie zu nützen vermag.

Zwiebelgewächse

Für diese Gruppe von Lebensmitteln gelten die beim Knoblauch, ihrem wirkstoffreichsten Vertreter, aufgeführten Zusammenhänge.

Ob nun Gartenzwiebeln, Schalotten, Schnittlauch oder Porree - sie enthalten allesamt wertvolle schwefelige Verbindungen und Öle, die für die Funktionstüchtigkeit von Kreislauf und Stoffwechsel von großem Vorteil sind.

Zwiebeln entfalten infolgedessen ein unerhört breites Wirkungsspektrum, besonders in roher Form. Im Altertum wußte man sie als »mildes, natürliches Antibiotikum« zu schätzen. Es ist beispielsweise bemerkenswert, daß bei antiken Massenveranstaltungen -wie etwa dem Bau der Pyramiden- keine Seuchen ausbrachen; denn Zehntausende von Menschen drängten sich bei solchen Großereignissen unter härtesten, entbehrungsreichsten Bedingungen auf engstem Raum. Man erklärt sich dies heute durch bestimmte Ernährungsgewohnheiten. Zwiebeln (wie auch der Knoblauch) wurden in beträchtlichen Mengen verzehrt, so selbstverständlich wie bei uns Möhren, Gurken oder Obst. Und dies täglich, für jeden Arbeiter in festen, streng zugemessenen und nicht zu knappen Portionen. Im Verein mit weiteren Besonderheiten des altägyptischen Speisezettels (z.B. einem wirkstoffreichen, stark hefehaltigen Bier) vermittelten diese Mahlzeiten u.a. auch ausgeprägt antibakterielle Eigenschaften, verbesserten und stärkten eine gesunde Bakterienbesiedelung des Darmes und damit die Immunkraft.

Wenn wir uns den konkreten Gehalten der Zwiebeln nähern, so tun wir dies gewissermaßen mit »einem lachenden und einem weinenden Auge« (*Prof. W. Hänsel*). Was uns beim Kleinschneiden des Gemüses ins Auge springt, sind die großzügig vorhandenen schwefelhaltigen Substanzen. Sie machen nicht weniger als 2% der Inhaltsstoffe der Pflanze aus, locken die Tränen hervor, sorgen gleichzeitig beim Verbraucher aber auch für die Gewißheit, etwas für seine Gesundheit zu tun. Die besondere Schärfe und Würze resultiert aus einer Mixtur von etwa 60 verschiedenen schwefeligen Substanzen.

Was kann dies alles nun im Körper bewirken?

Zwiebeln, regelmäßig verzehrt, können die Fließeigenschaften des Blutes verbessern und regulieren die Blut-Fettwerte. Man vermutet, daß sie -ähnlich wie der Knoblauch- einer Verklumpung der Thrombozyten entgegenwirken, was das Herzinfarkt-Risiko mindert.

Typisch für die Zwiebeln sind weiterhin sog. pflanzliche Hormone oder hormonähnliche Stoffe (z.B. Prostaglandin A), denen u.a. blutdruck- und blutzuckerregulierende Eigenschaften zukommen. Neuerdings forscht man verstärkt nach bestimmten Entgiftungskomponenten, welche die exakten Analysemethoden in der Pflanze aufgespürt haben. Die sog. Phytochelatine können Schwermetalle (Cadmium, Blei, Quecksilber) binden und somit den Organismus »reinigen«.

Pharmakologisch (in Form von Dragees und Kapseln, als Pulver) wird die Zwiebel bisher in weit geringerem Umfange genutzt als etwa der Knoblauch. Dies ist sachlich gewiß nicht begründet und erklärt sich aus der dominierenden Rolle des Knoblauchs innerhalb der Forschung und auch, was das Interesse und die Erwartungshaltung der Verbraucher angeht. Jeder Gesundheitsbewußte wird sehr davon profitieren, wenn er die Zwiebel in stärkerem Maße für seine Ernährung nutzt - möglichst naturbelassen, wie nochmals betont sei, vorzugsweise also zu Frisch-kostsalaten.

Eine Chance für Herz und Gefäße

Neue Perspektiven der Arteriosklerose-Forschung

Was die Bekämpfung der Herz-Kreislaufleiden angeht, werden die beiden letzten Jahrzehnte des 20. Jahrhunderts -soviel läßt sich heute schon sagen- als Ära immer wieder vereitelter Hoffnungen in die Medizingeschichte eingehen. Vielversprechende therapeutische Ansätze wurden entwickelt, aber im Gegenzug mußten eine Reihe allzu optimistischer Erwartungen ad acta gelegt werden. Letzteres betrifft beispielsweise die Herzchirurgie, wobei vor allem Herztransplantationen, Kunstherz, Ballonkatheter und Bypass (d.h. die Umgehung verengter Blutgefäße) immer einmal wieder ins Kreuzfeuer der Kritik gerieten. In letzter Zeit meinte man beispielsweise, daß die Ballondilatation die meisten Bypass-Eingriffe ablösen könnte. Das Weiten der verengten Blutgefäße sei weit schonender und mit weniger Risiken behaftet. Nun wurde auf der Jahrestagung der Deutschen Gesellschaft für Thorax-, Herz- und Gefäßchirurgie (Bonn, 1994) Kritik laut. So besteht bei diesem Verfahren die Gefahr, daß Gefäßwände einreißen und es erst recht zum Infarkt kommt. Oft genug, so hieß es, müßten »Chirurgen mit Notfalloperationen lebensbedrohliche Schäden reparieren, die eifrige Dilateure ihnen eingebrockt haben«.

Durchbrüche, dies ist klar, werden kaum auf Seiten der heute bereits hochentwickelten »Ersatzteil-Chirurgie« zu erzielen sein, weil damit eben nicht an den Ursachen der körperlichen Fehlentwicklungen gerührt wird. Der einzige medizinische Sektor, innerhalb dessen eine wirkliche, ursächliche Lösung des Problems aufscheint, ist mit dem Labyrinth des menschlichen Stoffwechsels befaßt, wobei man sich hier mit besonderer Intensität des Fett-Eiweiß-Umsatzes annimmt. So war es durchaus folgerichtig, daß Mitte der 80er Jahre der Medizin-Nobelpreis an Forscher dieses Fachgebietes ging (Goldstein/Brown). Und dieser Trend wird gegenwärtig auch durch das Aufsehen gestützt, welches das sog. »Fisch-Öl« auf sich zieht, dessen »Omega-3-Fettsäuren« (besonders die Eikosapentaensäure) für die Herzinfarkt-Prophylaxe eine gewisse Bedeutung zukommen könnte. Kaum ist jedoch dieser neuen »Medien-Star« auf dem medizinischen Parkett erschienen, mehren sich auch hier die Stimmen, die vor einer Überschätzung und überdies vor schädlichen Nebenwirkungen isolierter Präparate warnen (so zuletzt eine Studie der Harvard-Universität, die 1993 veröffentlicht wurde). Eine Fähigkeit, bereits bestehende Gefäßveränderungen zu beeinflussen, kommt diesen Substanzen nicht zu (*A. Ruiter*/Universität Utrecht).

Wird es wohl auch hier bald heißen: »Sie tanzte nur einen Sommer...«?

Viele Hoffnungen wurden und werden also in unseren Tagen mit immer neuem Enthusiasmus geweckt. Wie steht es jedoch um die Realität auf dem Krankheitsschauplatz?

Eine solche Bestandsaufnahme wirkt ernüchternd: Denn trotz großen Forschungsaufwandes ist die westliche Medizin weit davon entfernt, die beiden dramatisch verlaufenden Verschlußkrankheiten Herzinfarkt und Hirnschlag besiegt zu haben. In der Liste der Todesursachen stehen Herz- und Kreislauferkrankungen weiterhin ganz oben. Ein Drittel der Bundesbürger stirbt unmittelbar an »gebrochenem Herzen«. Nimmt man alle Gefäßleiden zusammen, so sind sie für rund die Hälfte aller Todesfälle verantwortlich (Ernährungsbericht der Deutschen Gesellschaft für Ernährung, 1992).

Weit mehr als eine halbe Million Bundesbürger reihen sich jährlich in die Patientenschlange neu ein, und für jeden Betroffenen bedeutet dies, wenn er die Krise überlebt, eine tiefe Zäsur in der persönlichen Lebensgeschichte, die nun oft genug zur »Leidens«-Geschichte wird und zu Beschränkungen und in die Invalidität führt.

Unser Gefäßsystem »in Schuß zu halten« gleicht geradezu einer Sisyphusarbeit. Schließlich umfaßt der gesamte Blutkreislauf einschließlich Venen und Kapillaren eine Wegstrecke von annähernd 100.000 Kilometern (Alexis Carrel)!

Die Fracht, die das Blut in diesem Versorgungsnetz transportiert, ist vielfältig zusammengesetzt: Sauerstoff, Glukose, Eiweißbausteine, Mineralien etc. müssen zu den Geweben und Zellen gebracht werden. Dies gilt auch für die Fette. Und gerade bei diesen Stoffen scheint es sich um eine ausgesprochen diffizile und delikate Ware zu handeln: so kam es, daß das Cholesterin (ein früh identifiziertes Blutfett, welches sich auch in Ablagerungen der Herzkranzgefäße findet) schon in den 50er Jahren zum »bösen Buben der Infarkt-Forschung« erklärt wurde. Etwas voreilig, wie man heute weiß. Denn erst in unseren Tagen beginnt sich der Schleier über den höchst komplizierten Vorgängen des Fettstoffwechsels wirklich zu lüften.

»Lipoproteine« - das A und O der Infarkt-Forschung

Seit Jahren beherrscht die sog. »Cholesterin-Neurose« alle wissenschaftlichen und öffentlichen Diskussionen zum Thema Herzinfarkt. Und dies, obwohl man heute getrost davon ausgehen kann, daß das Cholesterin an sich **nicht** die Ursache für Gefäßverengungen darstellt. Unstrittig ist jedoch auch, daß es eine der tragenden Rollen in diesem Geschehen spielt. Dieses etwas verwirrende Faktum muß man sich wie folgt vorstellen:

1. Fett muß im Blut vorhanden sein und über das Adersystem zu den Körpergeweben, Organen und Zellen gelangen. Wichtigster Fettstoff ist neben den Triglyzeriden und Phospholipiden das *Cholesterin*, das im Organismus bedeutsame Funktionen erfüllt (Hormone, Zellmembran, Immunabwehr).

2. Das lipoide (= fettähnliche) Cholesterin für sich allein ist jedoch im Blut nicht löslich. Es muß zu diesem Zweck an Eiweiß (Protein) gebunden werden. Dies geschieht in Form von *Lipoproteinen.*

3. Die Synthese der Lipoproteine vollzieht sich im wesentlichen in der *Leber* (zu etwa 80%). Von dort werden verschiedene Formen von Fett-Eiweißkörpern in die Blutbahn entsandt.

4. Bei der Arteriosklerose bilden sich narbige Gefäßveränderungen mit Cholesterineinlagerungen, was bis zur *Verstopfung der Blutgefäße* führen kann (entweder an Ort und Stelle oder durch Blutgerinnsel). Sind die Herzkranzgefäße oder Blutgefäße im Gehirn davon betroffen, so kommt es zum gefürchteten Infarkt. Arteriosklerotische Prozesse können jedoch auch die Beinarterien erfassen (»Schaufensterkrankheit«, Raucherbein) oder zur Erblindung führen.

Drei Buchstaben entscheiden über Leben und Tod...

Hinsichtlich des Fettstoffwechsels gleicht unsere Leber -bildhaft gesprochen- einem großen Automobilwerk, das vor allem zwei »Modelle« von Transportmitteln produziert und in den Verkehr bringt:

* Zum einen das »LDL-Modell«, gekennzeichnet durch seine geringe Dichte (= **L**ow **D**ensity **L**ipoprotein) und einen hohen Cholesterinanteil (42%).

* Zum anderen das »HDL-Modell«, ausgestattet mit hoher Dichte (**H**igh **D**ensity **L**ipoprotein), viel Eiweiß (60%) und relativ geringer Cholesterin-Fracht (20%).

Die LDL-Produktlinie scheint krankhafte Veränderungen an den Gefäßwänden bis hin zum Verschluß und zum Infarkt zu begünstigen, während die HDL-Körper quasi als permanente Reparatur- oder Reinigungskolonne in die Blutbahn geschleust werden. Für unsere Gefäßgesundheit kommt es also letztlich weniger darauf an, wieviel Fett insgesamt im Blut kreist (obwohl dies natürlich auch wichtig ist), sondern darauf, die Selbstreinigungskräfte, die »Müllabfuhr des Blutes« zu fördern.

Ideal wäre es, wenn sich die beschriebenen beiden »Fabrikationsmodelle« unserer Leber die Waage halten würden - wie dies offenbar beim Neugeborenen noch der Fall ist (H. Mohler). Im Laufe unseres Lebens verschiebt sich jedoch das Gleichgewicht unter den Bedingungen störender Zivilisationsfaktoren, die vor allem das Stoffwechselorgan Leber in Mitleidenschaft ziehen, immer deutlicher in Richtung der LDL-Fett-Fraktionen und damit ins gesundheitliche Minus.

Der Kern des Problems

Auf welche Weise können wir den eben beschriebenen Prozeß nun jedoch im gewünschten Sinne beeinflussen?

Mit dieser Fragestellung kommen wir an den eigentlichen Kern des Arteriosklerose-Problems und höchstwahrscheinlich direkten Weges zu einer Lösung.

Denn die zentrale Steuerungseinrichtung für unseren Fett-Stoffwechsel ist die Leber. Hier erfolgt, wie wir gesehen haben, die Weichenstellung für diesen überaus wichtigen Austausch-Vorgang.

Eine Lösung in Sicht

Die Beobachtung eines parallelen Auftretens von Herz- und Leberleiden (»hepatocardiales Syndrom«) war es auch, die um 1960 zu zukunftsweisenden Einsichten in die Natur des arteriosklerotischen Krankheitsgeschehens führte.

Im Mittelpunkt dieser Forschungen stand eine von der Ernährungsmedizin unseres Jahrhunderts überaus geschätzte Substanz: die **Bierhefe**.

Bereits der bekannte Physiologe und Eiweiß-Spezialist *Prof. Emil Abderhalden* hatte Ende der 30er Jahre mit diesem »Abfallprodukt« der Brauereien bei der Behandlung von Diabetikern erstaunliche Erfolge erzielen können, und es ist bekannt, daß die Gefäßleiden gerade für Zuckerkranke trotz modernster Behandlungsmethoden eine schwerwiegende Komplikation darstellen.

Immer wieder war auch in der Folgezeit aufgefallen, daß von der Bierhefe bzw. ihren Inhaltsstoffen eine Schutz- und Heilwirkung für Herz und Gefäße ausgeht. Diese Effekte schienen erkennbar mit der Vielzahl von leberwirksamen Substanzen der Bierhefe in Verbindung zu stehen. Das Verdienst, derartige Erfahrungstatsachen auf »solide wissenschaftliche Beine« gestellt zu haben, gebührte dann schließlich den Frankfurter Klinikern *Bosse* und *Loesewitz*.

Eine »historische Stunde« für Herz und Gefäße

Seit 1956 behandelte Bosse Erkrankungen der Leber und der Herzkranzgefäße mit *cellulär-flüssiger Bierhefe*. Sein neuer therapeutischer Ansatz erwies sich als sehr aussichtsreich, vor allem wegen der Beseitigung von »Entgleisungen im Bluteiweißbild«.

Ohne daß dies damals in voller Bedeutung erkannt werden konnte, schrieb Bosse (zusammen mit seinem Kollegen Loesewitz) damit ein Kapitel Wissenschaftsgeschichte: denn im Verlauf der Anwendung cellulär-flüssiger Bierhefe wurde beobachtet, daß die Patienten über den Urin

* erhebliche Mengen »lipoider Stoffe« einschließlich Cholesterin ausschieden,

* und zwar Substanzen, die wesentlich aus den Gefäßwänden der Arterien stammen mußten - ein Phänomen, das man mit dem Wirksamwerden von »wasserlöslichen Trägersubstanzen des Eiweißes« erklärte. Damit war nichts anderes angesprochen, als die Rolle der erst späterhin »berühmt« gewordenen HDL-Körper, der »guten« Lipoproteine.

Bestärkung erfuhren Bosse und Loesewitz während ihrer Forschungen durch Prof. Ratschow, in den 50er Jahren führender deutscher Arteriosklerose-Fachmann, sowie durch amerikanische Berichte, wonach die Bierhefe-Diät einen günstigen Einfluß auf den Fettstoffwechsel ausübt. Im Zuge der beschriebenen Versuche mit Bierhefe kristallisierte sich damit langsam heraus, was das Schicksal von Herz und Gefäßen so unerbittlich an die Funktionstüchtigkeit unseres Zentralorgans Leber kettet: es ist dies nicht nur die Aufgabe der Leber, physiologisch erwünschte Fett-Eiweißkörper (HDL) in einer günstige Größenordnung zu synthetisieren; die Leber muß andererseits auch in der Lage sein, der Blutbahn unerwünschte cholesterinhaltige Abbauprodukte wieder zu entziehen. Es sollte jedoch noch annähernd zwei Jahrzehnte dauern, bis die Bedeutung der Leber als »Drehscheibe des Cholesterinstoffwechsels« schließlich auf einem Symposium von Arteriosklerose-Spezialisten (Blankenese 1985, Leitung: *Prof. Greten*) in vollem Umfange erkannt und wissenschaftlich gewürdigt wurde.

Gefäßleiden können heilen

Bei der Arteriosklerose stehen wir vor einer paradoxen Situation:

* Die Folgekrankheiten Schlaganfall und Herzinfarkt beherrschen, wie bereits gesehen, bei uns immer noch die Todesstatistik, haben nichts von ihrem Schrecken verloren.

* Andererseits deuten neben den erwähnten Untersuchungen zur Bierhefe inzwischen eine Reihe von Indizien darauf hin, daß Gefäßverengungen durchaus mit dem »einfachen« Mittel einer Ernährungsumstellung beeinflußbar sind.

Herz & Gefäße

Seit *Prof. Gotthard Schettler*, führender deutscher Infarkt-Forscher und Präsident der Internationalen Arteriosklerosegesellschaft, Anfang der 80er Jahre davon sprach, daß die krankhaften Gefäßveränderungen »offensichtlich rückbildungsfähig« seien, bekennt sich auch die Fachwelt inzwischen zu dieser einstmals »rufgefährdenden« Einschätzung. Neuerdings gelang es sogar, derartige Rückbildungen mittels spezieller Röntgenverfahren nachzuweisen (*Prof. Hans Kaffarnik*/Universität Marburg).

Dies alles ändert jedoch nichts daran, daß der Patient heute verunsicherter ist als je zuvor. Denn das bisher in der Wissenschaft und Populärmedizin bevorzugte »Risikofaktoren-Modell« (Rauchen, Bluthochdruck, Übergewicht, Serum-Cholesterinspiegel, Bewegungsmangel, Streß...) spiegelt nur die Unsicherheiten und Widersprüche wider, welche die Geschichte dieses unerhört komplexen Forschungsgegenstandes seit Anbeginn kennzeichneten.

Ratlos stehen die Vertreter dieses Modells dann vor der Beobachtung, daß z.B. auch durchtrainierte Nichtraucher im besten Alter »urplötzlich« dem Herzinfarkt zum Opfer fallen können.

Die Erklärung für solche irritierenden Praxis-Fälle liegt allerdings auf der Hand, wenn man sich vor Augen führt, daß es sich bei der Arteriosklerose, wie wir gesehen haben, ihrem Wesen nach eindeutig um eine **Stoffwechselkrankheit** handelt.

Die Ernährung - »Eckstein« der Infarktverhütung

Heute erweist es sich immer mehr, daß der Faktor »Ernährung« im Hinblick auf mögliche positive Steuerungen wohl alle anderen Momente beim Arteriosklerosegeschehen dominiert und quasi den »Eckstein der therapeutischen und vorsorglichen Maßnahmen« bildet, wie das nationale Gesundheits-Institut der Vereinigten Staaten kürzlich feststellte. Für die Richtigkeit einer derartigen Auffassung sprechen im Grunde alle bisher vorgenommenen Studien an ausgewählten Bevölkerungsgruppen (»epidemiologische Untersuchungen«). Besonders eindrucksvoll sind dabei Beobachtungen aus dem fernen Osten.

Erwähnt sei hier insbesondere Japan - unbestritten ein Vertreter unserer industriell geprägten, modernen Zivilisation. Streß, Bewegungsarmut,

Genußmittelmißbrauch und ähnliches finden sich dort gewiß nicht weniger als in unserer Gesellschaft. Dennoch erlitten bis vor kurzem nur durchschnittlich 10 von 100.000 Japanern einen Herzinfarkt. Vergleichszahlen für die Bundesrepublik: 600! (Zitiert nach der Fachzeitschrift DER APOTHEKER.)

Erst mit dem Einzug von vermeintlichen Errungenschaften des Westens (wie etwa »Fast-Food« und »Steak-Kultur«) werden die Zivilisationsartikel »koronare Herzleiden« in steigendem Maße auch nach Nippon importiert.

Wenn man danach fragt, was im fernen Osten denn nun besser gemacht wird oder wurde als bei uns, so drängen sich hierbei die Eigentümlichkeiten spezifischer regionaler Ernährungsgewohnheiten geradezu auf.

Denn die Kost besteht dort traditionell vorrangig aus Vegetabilien, aus Reis, Sojaprodukten, faserreichen Gemüsen. Hierauf hat beispielsweise Prof. Schettler, auch unter Hinweis auf China, des öfteren aufmerksam gemacht.

Ein solcher Speiseplan wird den Empfehlungen der modernen Ernährungswissenschaft in vielen Punkten gerecht. Als »Gefäß-Gesundheitsprogramm« ergeben sich deshalb heute folgende Forderungen:

Aufwertung der täglichen Kost

* Die Zufuhr von **Fetten** (vor allem tierischen) sollte deutlich gedrosselt werden.

* Zurückhaltung muß beim **Fleischverzehr** geübt werden - und dies nicht allein wegen der enthaltenen gesättigten Fettsäuren, sondern auch wegen des schädlichen Überangebotes an tierischem Eiweiß (das durch die notwendige Erhitzung an Wert verliert und »denaturiert«, wie Prof. Kollath dies nannte).

* Daraus ergibt sich ganz wie von alleine eine Bevorzugung von **pflanzlichen Lebensmitteln** und eine Erhöhung des Ballaststoffanteils in der Nahrung (siehe auch weiter unten).

* Nicht unterschätzen sollte man auch den möglichen Wert von

fermentativ -d.h. unter Einwirkung von nützlichen Mikroorganismen (Hefen, Bakterien)- **veränderten Lebensmitteln.** Gerade im fernen Osten nehmen solche Speisen einen bedeutsamen Platz in der Ernährung ein (z.B. Miso, Tempeh).

* In die tägliche Kost einbezogen werden sollten nach Möglichkeit Nahrungssubstanzen, welche die Arbeit unserer **Leber direkt unterstützen,** und die in der Lage sind, die wichtigen HDL-Körper unseres Blutes, also den »Reinigungs-Trupp« der Arterien, zu fördern.

An erster Stelle wird man sich hier der Bierhefe erinnern dürfen und müssen. Sie enthält eine Fülle leberwirksamer Substanzen, z.B. den Vitamin-B-Komplex, Cholin, Orotsäure, Selen, Glutathion, Chrom.

Es ist dabei allerdings zu beachten, daß der höchste Wirkungsgrad vornehmlich durch die naturnahe Aufbereitung der Substanz gewährleistet wird. Eine solche liegt in der cellulär-flüssigen Bierhefe vor, wie diese denn auch von den Klinikern Bosse und Loesewitz seinerzeit mit Erfolg zur »alleinigen Therapie kurmäßig« verwendet wurde.

Aktuelle Zwischenbilanz: Selen und Herzinfarkt

Heute, Mitte der 90er Jahre, gilt das Spurenelement Selen als einer der wichtigsten Schutzfaktoren im Kampf gegen den Herzinfarkt.

Aufmerksam wurde man auf diesen Zusammenhang zuerst in der Tierzucht, wo man die Beobachtung gemacht hatte, daß sich typische Tierkrankheiten in bestimmten Regionen unter den Nutztieren auffällig häuften. An der Tagesordnung waren dort z.B. Blutdruckschwankungen und plötzliche Herztode.

Erst recht spät fand man eine Erklärung dafür, und zwar in Selen-Defiziten von Boden und Nahrung. Und noch später ging der Wissenschaft allmählich auf, daß der Mensch und sein Wohlergehen möglicherweise unter solchen Mängeln ebenso leiden könnte wie »das liebe Vieh«.

Der Funke zündete schließlich in einer fernen und abgelegenen Region Europas: Im Osten Finnlands. Dort stand *Dr. Johan A. Bjorksten* vor einem eigenartigen Phänomen: einer erstaunlich hohen Herzinfarktrate bei der Bevölkerung. Dutzende von Hypothesen wurden durchgespielt, zahlreichen möglichen Ursachen wurde nachgegangen. Keiner dieser Ansätze griff so richtig. Dann »stolperte« der Forscher über eine lokale Eigentümlichkeit der untersuchten Landstriche, und zwar das ausgeprägte Defizit am Spurenelement Selen.

Nun war der Bann gebrochen. Tierversuche belegten, daß man auf der richtigen Spur war. Statistische Recherchen in anderen Selen-Mangelgebieten verstärkten den Verdacht, der bald zur Gewißheit wurde: Überall dort, wo der Mensch über Nahrung oder Wasser sehr geringe Mengen an Selen zugeführt bekommt, ist das Risiko, einen Herzinfarkt zu erleiden, deutlich -manchmal um ein Vielfaches- erhöht.

Die Entscheidung über Leben und Tod innerhalb vieler Lebensschicksale traf dabei ein minimaler Unterschied von winzigsten Bruchteilen eines Milligramms!

Einige tausend Kilometer weiter entfernt kamen die amerikanischen Forscher *Shamberger* und *Wilis* zu ähnlichen Ergebnissen. Prof. Shamberger:»Alle Anzeichen sprechen dafür: Bei einer unzureichenden Selenversorgung des menschlichen Organismus steigt die Gefahr, daß der Betreffende an einem Herzinfarkt erkrankt. Wir haben in Erfahrung gebracht, daß die Herzmuskeln das Spurenelement Selen brauchen«. Die Forscher trafen bei ihren Untersuchungen gar auf einen Flecken, der sich durch ein 300fach erhöhtes Risiko »auszeichnete«.

Seither wurden diese frühen Ergebnisse in zahlreichen Studien bestätigt. Man wendet sich in diesem Zusammenhang neuerdings insbesondere der Kontrolle des Selenspiegels im Blut zu. Durchgängige Beobachtung dabei: eine deutlich erniedrigte Blut-Selen-Konzentration bei Herzinfarktpatienten. Dies hat gerade eben wieder eine Studie an der Klinik für Innere Medizin in Jena-Neulobeda ergeben (unter Leitung von *Prof. Rosemarie Thiele*). Niedrige Selenwerte stehen, so erkannte man, nicht nur mit einer hohen Herzinfarktrate in Verbindung, sondern mit großer Wahrscheinlichkeit auch mit anderen Herz-Kreislaufleiden (Angina pectoris, Gefäßveränderungen).

Auswege aus der Krebsnot

»Bankrott, ineffektiv und verschwenderisch...«

Mit den oben aufgeführten Worten beschrieb der Nobelpreisträger J. D. Watson die Situation der Krebsforschung. Auch das NCI, das renommierte Nationale Krebs-Institut der USA, kam vor wenigen Jahren zu dem ernüchternden Schluß, daß der ungeheure Aufwand an Forschungsgeldern in den 70er Jahren »weder neue Erkenntnisse noch diagnostische Möglichkeiten, noch neue wirksame Therapiemaßnahmen« erbracht habe. Daran hat sich bis zum heutigen Tage nichts geändert.

Es drängt sich deshalb der Eindruck auf, daß die Wissenschaft verbissen am eigentlichen Problem vorbei forscht. Heute heißen die neuen Schlagworte »Gen-Operationen« und »monoklonale Antikörper« - allesamt Denkansätze, für deren praktische Umsetzung in wirksame Behandlungsmethoden noch weitgehend jegliche Basis fehlt. Vor Jahren bereits erzielte der amerikanische Mediziner Dr. Stephen A. Rosenberg einen »Durchbruch« bei der immunologisch-gentechnischen Behandlung von Hautkrebspatienten. Dabei wurde versucht, per Gen-Transfer den sog. Tumor-Nekrose-Faktor (TNF) in die Tumorzellen einzuschleusen. Inzwischen ist längst auch schon die entsprechende Erfolgsgeschichte in Bestsellerform (Titel: »Die veränderte Zelle«) erschienen - die praktische Umsetzung für den Patienten steht jedoch noch in weiter Ferne, wenn nicht überhaupt in den Sternen. Skepsis herrschte noch Anfang 1994 in Hamburg beim 21. Deutschen Krebskongreß vor.

Eine weitere Gemeinsamkeit vieler neuer Forschungsschwerpunkte ist es, daß sie gewissermaßen »Reparaturmaßnahmen« darstellen und die Krankheit nicht ursächlich angehen.

Krebs kann spontan heilen!

Es ist keine Frage, daß Chirurg und Strahlentherapeut einige Krebsformen mit Erfolg behandeln können. Das Auftreten von Rezidiven, also Rückfällen, können sie jedoch nicht ausschließen.

Angesichts dieser Sachlage sollte den -wenn auch seltenen- Spontanheilungen größere wissenschaftliche Aufmerksamkeit geschenkt werden. Daß sogar hoffnungslose Krebsfälle auch ohne ärztliches Zutun gelegentlich von selbst heilen, ist schon seit längerer Zeit bekannt, und das Phänomen selbst ist unbestritten.

Welches aber sind in diesen Fällen die spezifisch wirksamen Abwehr- und Selbstheilkräfte, die der krebskranke Organismus gegen seinen Feind ins Feld führt?

Antworten auf diese Frage könnten die Krebstherapie entscheidend vorwärtsbringen.

Ernährung und Krebs

Unabhängig von der »hochtechnologischen« Medizin zeichnet sich auch ein ursächlicher Ansatz innerhalb der Krebsforschung und -therapie ab. Dieser betrifft vor allem die Berücksichtigung von Ernährungsfaktoren.

Bereits 1982 erschien ein Bericht des Nationalen Forschungsrates der USA, in dem die weltweit gesammelten Erkenntnisse zum Komplex »Diät, Ernährung und Krebs« ausgewertet werden. Man scheute sich auch nicht, daraus konkrete Ernährungsempfehlungen abzuleiten.

Es ist ein Zeichen der gewandelten, aufgeschlosseneren Zeiten, daß diese Zusammenfassung -mit einigen Jahren Verspätung- schließlich auch in der Bundesrepublik erscheinen konnte, herausgegeben vom Bundesministerium für Forschung und Technologie.

Nunmehr kann man mit einiger Berechtigung feststellen, daß der Arzt, welcher bei der Krebsbehandlung Ernährungsfaktoren **nicht** berücksichtigt, sich eines gravierenden Therapiefehlers schuldig macht.

»Krebsmilieu« durch Stoffwechseldefekte

Krebs ist ein Stoffwechseldefekt! Eine der wichtigsten Erkenntnisse der Krebsforschung ist der durch das Elektronenmikroskop festgestellte Mitochondrienverlust der Krebszelle. Mitochondrien sind jene Zellbestandteile, die mit ihren Enzymen die Zellatmung ermöglichen. Die einzelne Zelle ist im Organismus die eigentliche Trägerin des Stoffwechselgeschehens. Durch den Mangel an Atmungsfermenten bricht der Stoffwechsel teilweise zusammen. Die unausbleibliche Folge ist eine anormale Anhäufung katalytisch nicht abzubauender organischer Substanz, d.h. die Herausbildung eines sog. »Krebsmilieus«. Dieses überaltert und zerfällt in Endprodukte, die nicht nur giftig sind, sondern auch zusätzlich cancerogen (krebserzeugend) wirken können. Zunächst erfaßt die Vergiftung Nachbarzellen, führt hier zur Enzymblockade und zieht so einen immer weiteren Stoffwechsel-Verfall nach sich.

Ist die fortschreitende Vergiftung der angrenzenden Zellen und Gewebe für den betroffenen Organismus ohnehin schon äußerst schwerwiegend, so führt die Tatsache, daß durch die Vergiftung die normale Steuerung und Regulation des Wachstums außer Kraft gesetzt ist, in einen Teufelskreis. Das undisziplinierte Geschwulstwachstum beginnt, die Intoxikation steigt mehr und mehr an. Diese innere Vergiftung ist es, an welcher der Krebskranke dann letztlich stirbt.

Für die weitere Krebsforschung muß daher die Antwort auf die Frage entscheidend sein: Unter welchen Bedingungen gelingt es dem Organismus, der schleichenden Vergiftung Herr zu werden und das Wachstum der Krebsgeschwulst zu hemmen?

Die körpereigene Abwehr kann mobilisiert werden

Alle Energien der körpereigenen Abwehr und der Regeneration können nur über die Ernährung gewonnen werden. Kein anderer Umweltfaktor greift so tief in das biochemische Geschehen ein wie die zugeführte Nahrung. Der biologischen Qualität und dem Wirkstoffreichtum der Nahrungsmittel kommt daher in der Krebstherapie eine besondere Bedeutung zu.

Wegweisend könnten in dieser Richtung Versuche mit cellulär-flüssiger Bierhefe sein. Sie ist unter allen tierischen und pflanzlichen Nahrungsmitteln der gehaltvollste Träger an lebenserhaltenden Spurenstoffen. Auch hatten frühere italienische und deutsche Forschungen ergeben, daß Bierhefezellen hemmende und auflösende Wirkungen auf Krebsgewebe entfalten können.

Hilfe bei Krebs

Bei Rattenversuchen fiel auf, daß sich krebskranke Tieren geradezu gierig auf dargereichte Bierhefe stürzten. Solange ihnen diese Hefepräparation angeboten wurde, nahmen sie nichts anderes. Es mußte der Instinkt sein, der die Tiere so handeln ließ. Daß sie damit richtig lagen, bewies der Erfolg:

* Die mit Hefe ernährten Ratten zeigten schnell eine erstaunliche Verbesserung ihres Allgemeinbefindens.

* Die »Heferatten« überlebten die unbehandelten Kontrolltiere um 2 bis 3 Monate, obwohl die Krebsgeschwülste z.T. das Gewicht der Tiere überschritten. Bei einer Lebenserwartung von nur 3 Jahren bedeutet eine solche Zeitspanne sehr viel.

* Die durch die Hefegaben gesteigerte Vitalität wird eindrucksvoll dadurch dokumentiert, daß überalterte Rattenböcke wieder zeugungsfähig wurden.

Entgiften fördert das Überleben

Das Überleben der Krebsratten war nur möglich, weil mit Hilfe der Hefeernährung eine sofortige Entgiftung einsetzte. Tiefenbestrahlte Krebspatienten, die aufgrund solcher Erkenntnisse im Krankenhaus ein halbes Jahr mit diesem Spezial-Bierhefepräparat ernährt wurden, zeigten ebenfalls eine deutliche Verbesserung ihres Gesamtbefindens. Noch erstaunlicher war die Beobachtung, daß die sonst üblichen Nebenwirkungen nicht auftraten. Bei den damaligen Tiefenbestrahlungen (fünfziger Jahre) entstanden unvermeidbare Strahlenschäden, die zusätzlich auch auf das gesunde Gewebe giftig wirkten. Ist heute auch durch weiterentwickelte Strahlentechnik vieles auf diesem Gebiet besser geworden, so waren doch die damaligen Ergebnisse mit Bierhefe der erste Anhaltspunkt für ihre entgiftende Wirkung. Verschiedene Untersuchungen bestärkten den behandelnden Arzt in der Überzeugung, daß das Geschwulstwachstum gehemmt wurde. Etwa zur gleichen Zeit durchgeführte Versuche von Prof. *Gottschalk* (München) mit Hefe bestätigten diese Annahme.

Hilfe bei Krebs

Strahlenschutzwirkung der Bierhefe

Wie hilfreich sich die Einnahme cellulär-flüssiger Bierhefe gerade in der Strahlentherapie auswirkt, hat sich seither in zahlreichen Fällen erwiesen. Die über einen Zeitraum von nunmehr mehr als drei Jahrzehnten gesammelten Beobachtungen möchten wir hier in knapper Form mitteilen, da bisher nur allzuwenig über die Strahlenschutzwirkung der Bierhefe bekannt ist.

* Durchweg konnte bei bestrahlten Patienten, die während der Bestrahlung cellulär-flüssige Bierhefe einnahmen, ein überraschend gutes Allgemeinbefinden festgestellt werden.

* Für das Durchstehen der alles in allem doch sehr belastenden Strahlentherapie ist bedeutsam, daß nach den jeweiligen Bestrahlungen ein guter Appetit beobachtet und eine Erholung durch Schlaf möglich wurde.

* Der immer wieder festzustellende gute Stuhlgang ist darauf zurückzuführen, daß zusätzliche Hefegaben die lebensnotwendige Darmflora funktionsfähig erhalten und die Darmschleimhäute schützen.

* Der Schutz der Schleimhäute hat besondere Bedeutung für Fälle von Speiseröhren- und Kehlkopfkrebs. Auffallend ist ebenfalls, daß kaum Entzündungen der Mundschleimhaut und meist keine Schluckbeschwerden zu verzeichnen sind.

* Eine nicht geringe Hilfe für den bestrahlten Patienten, aber auch den behandelnden Arzt, liegt darin, daß im seelischen Bereich Depressionen kaum oder nur stark gemildert vorkommen. Sicherlich trägt hierzu besonders bei Frauen bei, daß der gefürchtete Haarausfall schwächer oder gar nicht eintritt.

Um diese Wirkungen zu erreichen, ist es aber unerläßlich, daß mit der Einnahme biologisch-aktiver Bierhefe bereits vor der ersten Bestrahlung begonnen und auf eine ausreichende Dosierung geachtet wird. Mit homöopathischen Dosen ist in diesem Falle nichts gewonnen.

Die Entgiftungssysteme der Bierhefe

Paavo Airola, Präsident der Internationalen Akademie für biologische Medizin, hat die Bierhefe einmal als »bestes natürliches Entgiftungsmittel« bezeichnet. Und es ist in der Tat gerade dieser »Reinigungseffekt«, welcher die aufgeführten Beobachtungen zu erklären hilft. Folgende Entgiftungssysteme werden hierbei wirksam:

Die Schwefelwirkstoffe

Der größte Anteil an den Entgiftungsleistungen der Hefe kommt sicherlich den schwefelhaltigen Wirkstoffkomplexen zu. Im biologischen Bereich, auch im menschlichen Organismus, liegen die Schwefelkomponenten immer in Bindung an einen Eiweißkomplex vor. Diese Eiweißnatur der Schwefelverbindungen erklärt, warum diese Wirkstoffe relativ leicht durch Einwirkung von Hitze, Sauerstoff der Luft und Wasserentzug inaktiviert werden. Die Empfindlichkeit der Schwefelwirkstoffe kann unter zivilisatorischen Bedingungen schnell zu Unterbilanzen führen, die gerade für den Krebskranken, der auf ihre entgiftende Wirkung so besonders angewiesen ist, schwerwiegende Folgen haben. Der entscheidende Schwefelstoff der Hefe ist das Glutathion, dessen antitoxische Wirkung gegen Infektionen schon sehr lange bekannt ist.

Neuerdings hat man, wie in der *Neuen Zürcher Zeitung* bereits Anfang 1984 zu lesen war, das Glutathion in die Gruppe der Krebsschutzstoffe eingereiht, und zwar wegen seiner Fähigkeit, krebserzeugende Stoffwechselprodukte zu neutralisieren.

Die Schutzwirkung des Selens

Neben den schwefelhaltigen Wirkstoffen fällt nach neueren Erkenntnissen dem Spurenelement **Selen** eine wichtige Rolle als Schutz- und Entgiftungsfaktor zu.

Nach amerikanischen Untersuchungen ist bei Indonesierinnen die Häufigkeit von Brustkrebs bedeutend niedriger als bei Frauen der westlichen Welt. Erklärt wird dies teilweise aus dem Umstand, daß die Nahrung der Asiatinnen erheblich mehr Selen erhält (das bis zu 7- oder 8-fache) als beispielsweise jene der amerikanischen Geschlechtsgenossinnen. Auch Darmkrebs, so wird berichtet, tritt in Gebieten mit höheren Selenkonzentrationen seltener auf.

Hilfe bei Krebs

Wissenschaftlich bewiesen: Selen senkt das Krebsrisiko!

Diese punktuellen Beobachtungen konnten bis vor wenigen Jahren nicht mehr als Hypothesen-Charakter beanspruchen.

Nach den Feststellungen des Nationalen Forschungsrates der Vereinigten Staaten wird es mittlerweile jedoch als bewiesen angesehen, daß beim Menschen bei höherer Selen-Aufnahme das Krebsrisiko sinkt. Unumstritten ist auch, daß in Tierversuchen das Selen einer Tumorentstehung indirekt entgegenwirkt. So konnte in unseren Tagen ein Forscherteam um den international angesehenen Spurenelemente-Forscher Prof. K.H. Schmidt (Universität Tübingen) zu der klaren Einschätzung kommen: »Nach den neuesten Forschungsergebnissen kann ein enger Zusammenhang zwischen der Selenversorgung der Bevölkerung und der vorbeugenden Verhütung von Krankheiten als gesichert angesehen werden«. Mangelzustände, soviel ist auch gewiß, münden in »höhere Krebsraten«.

Weshalb nun erlangt das Selen, das wir nur in unvorstellbar kleinen Größenordnungen benötigen (ca. 60-100 Mikrogramm Mindestbedarf), solch enorme Bedeutung?

Dies erklärt sich aus der wichtigen Rolle, die das Element innerhalb des Immunsystems spielt. Hier beobachtet die Forschung ein bestimmtes Entgiftungssystem -das weiter oben bereits kurz gestreift wurde- mit besonderer Aufmerksamkeit, und zwar das Enzym Glutathionperoxidase. Um diese enorm wichtige Substanz bilden zu können, benötigt unser Körper Selen. Man weiß, daß die Abwehrkraft der Körperzellen sowohl gegen Viren wie auch gegen Bakterien oder sog. Freie Radikale stark herabgesetzt ist, wenn entweder Glutathion, Selen oder gar beide in zu geringen Mengen vorliegen. Dies gilt insbesondere für ausgeprägte Zellgifte wie die Peroxide. Besonders gefährlich sind Wasserstoffperoxide, welche beispielsweise beim Röntgen oder bei der Strahlenbehandlung durch die Wirkung der ionisierenden Strahlen auf das Zellwasser entstehen. Es kommt dann zu »ausgesprochen zerstörerischen Einflüssen auf die Zellfunktion« (Dr. W. Pfannhauser, Wien) auf der Grundlage von Schädigungen der Membranen, also der feinen Zellwände. Denn dort befinden sich mehrfach ungesättigte Fettsäuren, und diese werden durch aggressiven Sauerstoff (Radikale) so nachdrücklich geschädigt, daß eine »Kettenreaktion der Lipidperoxide« entsteht. In deren Gefolge können dann erbgutverändernde und krebserzeugende Stoffe auftreten.

Eine solche »Eskalationskette« kann sich nur schließen, wenn ein Mangel an Schutzfaktoren vorliegt. Die Zufuhr von ausreichenden, notwendigen Mengen von Selen und schwefelhaltigen Bestandteilen kann gewissermaßen diese Zellgifte unmittelbar abfangen, den »Zelltod« verhindern und auch sicherstellen, daß die »Immunkompetenz« der Zellen, ihre Fähigkeit zur Selbstverteidigung, erhalten bleibt.

Dies ist der konkrete physiologische Hintergrund, der die Bedeutung des Selens (und des Glutathions) für die Krebsabwehr erläutert.

Für die praktische Auswertung der Schutzwirkung des Selens darf aber folgendes nicht außer Acht gelassen werden: Spurenelemente wie Selen sind Hochleistungswirkstoffe, die ihre lebensnotwendige Funktion in kaum vorstellbaren Verdünnungen von 1:200.000 ausüben. In höheren Konzentrationen können diese Stoffe sogar giftig wirken. Die künstliche Anreicherung der Nahrung mit Selen ist daher äußerst problematisch, wenn nicht gar unmöglich. Die Mehrzahl der Wissenschaftler, die sich mit Selen beschäftigt haben, empfehlen daher nicht synthetische, sondern natürliche Selenträger. Unter diesen gilt die Bierhefe als die geeignetste und wirksamste Quelle.

Die Leber - »Schicksalsorgan« unseres Stoffwechsels

Die Widerstandskraft und Regenerationsfähigkeit des krebskranken Organismus wird entscheidend durch die Funktion der Leber bestimmt. Sie ist das vielbeschäftigte Zentrallaboratorium unseres Körpers. Alles, was wir essen, wird in der Leber umgewandelt in die Stoffe, die der Körper braucht. Das gesamte Blut, das aus den Magen- und Darmvenen dem Herzen zufließt, wird in der Leber gefiltert. Als Entgiftungszentrale ist sie von besonderer Bedeutung. Streikt einmal die Leber - dann wird der ganze Organismus lahmgelegt.

Für ihre Arbeit brauchen die Leberzellen zahlreiche Wirkstoffe von Vitamincharakter sowie spezielle Eiweißkomponenten. Eine ausreichende Versorgung mit diesen Stoffen ist für die Abwehr der Krebserkrankung unbedingt erforderlich. Nach *Zabel* sollte daher jede Behandlung von Krebs mit einer intensiven Lebertherapie verbunden sein.

Die Bierhefe - optimale »Lebernahrung«

Ihre besonderen Einflüsse auf die Leberfunktion sind jedoch auch der Schlüssel zum Verständnis der positiven Hefewirkungen bei Krebs. Alle uns bisher bekannten Leberschutzstoffe finden sich nämlich reichlich in der Bierhefe: Die Vitamine der B-Gruppe, Orotsäure, Cholin, Inosit, Faktor 3 mit dem Spurenelement Selen und funktionsfähiges Eiweiß. Schon in der Frühzeit der experimentellen Krebsforschung konnte im Tierversuch der Nachweis erbracht werden, daß die Fütterung von Krebsgiften wie etwa »Buttergelb« nicht zu Leberkrebs führte, wenn die Tiere gleichzeitig mit Vitamin-B-haltiger Nahrung (Hefe) gefüttert wurden.

Der bekannte Krebsforscher *K.H. Bauer* hat darauf hingewiesen, daß allein der Mangel an dem Leberschutzstoff Cholin für die Entstehung von Krebs genügt. Wo einmal ein Carcinom diagnostiziert worden ist, sollte daher dauernd Cholin zugeführt werden. Neben Cholin wirkt Inosit der Leberverhärtung, die in Leberkrebs übergehen kann, entgegen. Inosit wirkt auch bei anderen Krebsformen günstig. So konnte das Wachstum von Blasenkrebs durch erhöhte Gaben von Inosit deutlich gehemmt werden.

Bedeutung der Darmflora

Die sog. **Darmsanierung** gehört zu den festen Bestandteilen jeder ganzheitlichen Krebstherapie. Ziel ist es dabei, die gesundheitlich wertvollen Milchsäurebakterien des Darms gegenüber den Coli-Bakterienstämmen zu stärken. Schon seit den 20er Jahren unseres Jahrhunderts weiß man, daß Hefe einen idealen Nährboden für die anspruchsvollen Milchsäurebakterien bildet und dadurch dazu beiträgt, Stoffwechselgifte gar nicht erst entstehen zu lassen.

Stärkung der Abwehrkräfte

Schließlich wissen wir heute, daß verschiedene Organe wie z.B. die Milz, die Lymphknoten, das Knochenmark eigene Schutzstoffe gegen Krebs erzeugen. Die Bildung der Abwehrstoffe erfolgt durch bestimmte **Bindegewebszellen**, durch das sog.»Retikulo-Endotheliale-System«, dessen Zellen sich durch die Fähigkeit auszeichnen, Fremdstoffe zu speichern und zu entgiften.

Daß speziell Hefe bindegewebsanregende Wirkstoffe enthält, war schon frühzeitig durch *Professor Gottschalk* erkannt worden. Er hatte beobachtet, daß Hefe das Bindegewebe, das den Tumor umgibt, zu einer enormen Sprossung anregt, mit dem Erfolg, daß dieses neugebildete Bindegewebe wie ein Keil in das in Auflösung verfallene Krebsgewebe hineinwächst.

Auch *Professor Ries* (München) nutzte diese Wirkung der Hefe, wenn er in Kombination mit das Mesenchym (= Bindegewebe) aktivierenden Organextrakten cellulär-flüssige Bierhefe als zusätzliche Maßnahme zur Krebsnachbehandlung einsetzte.

Nicht uninteressant dürfte in diesem Zusammenhang sein, daß Bierhefe eine hemmende Wirkung auf Warzen ausübt, die als gutartige Neubildungen der Haut anzusehen sind.

Konsequenz: Alles prüfen - das Beste anwenden!

Die Fülle der mit cellulär-flüssiger Bierhefe gesammelten positiven Erfahrungen sollte Anlaß genug sein, diesem Naturprodukt größere Aufmerksamkeit zu schenken. Nach dem Motto:»Prüfet alles, das Beste aber behaltet!« wäre zu wünschen, daß sich die Medizin nicht zu schade ist, hier mit Interesse und Sorgfalt den Nutzen für die Praxis abzuwägen, auch wenn (oder gerade *weil*) es sich bei solcher Hefe nicht um ein chemosynthetisches Produkt handelt. Die wenig ermutigende Bilanz der modernen Krebsforschung fordert dies geradezu heraus.

Kleines Begriffelexikon - Krebs

Krebs ist ein Sammelbegriff für eine Vielzahl gleichartiger Leiden. Gemeinsam ist den Erkrankungen in der Regel ein unkontrolliertes, wildes Wachstum »entarteter« Zellen ohne Rücksicht auf den Gesamtorganismus.

Man unterscheidet:

Gutartige (benigne) Tumore, die sich isoliert vom umgebenden Gewebe entwickeln und

bösartige (maligne) Tumore, die in die umgebende Körpersubstanz einwachsen.

Mit *Krebs im engeren Sinne* bezeichnet man maligne Wucherungen, die ihren Ursprung im Oberflächenbereich (Epithel) der Gewebe nehmen (Haut, Schleimhäute).

Tumore des Bindegewebes nennt man *Sarkome.* Sind die blutbildenden Organe betroffen, so spricht man von *Leukämie.*

Diabetesbehandlung im Umbruch

Über die »Renaissance« der Ernährungstherapie

In Mangel- und Notzeiten wie den Nachkriegsjahren war die Zuckerkrankheit eine selten anzutreffende Erkrankungsform. Heute dagegen spricht man vom »Volksleiden Diabetes« - nichts könnte deutlicher veranschaulichen, welche Bedeutung der Ernährung in diesem Zusammenhang zukommt.

Ist der Diabetes also eine Art »Tribut an unsere Gaumenfreuden«, so sollte es auch möglich sein, dem Leiden mit ernährungstherapeutischen Maßnahmen »beizukommen«. Und tatsächlich zeichnen sich hier auf der Grundlage von Forschungen aus dem frühen 20. Jahrhundert heute bedeutende Behandlungsalternativen ab.

Segnungen und Übel der modernen Medizin

Das Beispiel der Diabetes-Therapie beschreibt symptomatisch Fortschritte und Gefahren der modernen wissenschaftlichen Medizin.

Anfang der 20er Jahre von *Banting* und *Best* isoliert, bewahrte das Insulin unzählige Zuckerkranke vor dem gefürchteten »Coma diabeticum«.

Nur wenig später entdeckte man chemische Substanzen (Biguanide, Sulfonylharnstoff), die in der Lage waren, den Blutzuckerspiegel zu senken (orale Antidiabetika).

Doch es wäre weit gefehlt, nun anzunehmen, damit sei die Krankheit entscheidend besiegt. Denn bis heute kann kein Medikament den Diabetes endgültig heilen vor allem: kein Medikament scheint in der Lage, den Patienten zuverlässig vor den gefürchteten Folgekrankheiten wie Gefäßleiden (Herzinfarkt, Schlaganfall, Erblindung) zu bewahren.

In der Medizin zeichnet sich deshalb inzwischen ein Wandel ab. Die einstmals einzige -und zwischenzeitlich vernachlässigte- Waffe gegen den Diabetes, nämlich seine Ernährungsbehandlung, wird »rehabilitiert«. So konnte *Prof. Karl Jahnke* vom Ferdinand-Sauerbruch-

Chancen für Diabetiker

Klinikum Wuppertal bereits vor Jahren eine »Renaissance der Diätbehandlung« bei Diabetes ankündigen, wie sie sich heute immer mehr Gehör verschafft. Dies kommt nicht von ungefähr denn auf dem Ernährungsgebiet gibt es wertvolle Schätze zu heben und für den Kranken nutzbar zu machen, wie unser folgender kleiner historischer Abriß aus einem Teilbereich der medizinischen Ernährungsforschung verdeutlicht.

»Revolution im Verborgenen«

Gewissermaßen übertönt vom »Lärm« der -inzwischen zurückhaltender beurteilten- Behandlungserfolge unserer modernen Diabetes-Therapie, wurde durch bedeutsame Fortschritte in der Ernährungsforschung die Grundlage dafür geschaffen, das Los der Kranken wirksam zu verbessern.

* Schon 1916 machten die Wissenschaftler *von Euler* und *Svansberg* auf die mögliche Bedeutung von Hefe für die Behandlung des Diabetes aufmerksam.

* Diese Erkenntnisse verdichteten sich in den zwanziger Jahren, als in einer Vielzahl von internationalen Untersuchungen die blutzuckersenkende Wirkung der Hefe nachgewiesen wurde. Hierbei würdigte man neben der schwefelhaltigen Eiweißsubstanz Glutathion besonders das Hefe-Vitamin B1.

* Die Verstärkung der Insulinwirkung durch Hefe wird überaus deutlich in einer Veröffentlichung von *Glaser* und *Halpern* (1929) beschrieben (»Über die Aktivierung des Insulins durch Hefepreßsaft«).

* Der weitere Durchbruch erfolgte im nächsten Jahrzehnt. Polnische und italienische Ernährungsforscher wiesen eine teilweise Ersetzbarkeit des Insulins durch Hefegaben nach, so daß bald vom Hefe-Vitamin B1 als »pflanzlichem Insulin« die Rede war (*Prof. Sainton*).

* Diese Einschätzung wurde in Deutschland schließlich von *Prof. Emil Abderhalden* bestätigt und untermauert. Der berühmte Physiologe war dabei -anders als seine Kollegen, die mit Trockenhefe arbeiten mußten- in der glücklichen Lage, in seine Untersuchungen speziell für menschliche Zwecke aufbereitete, wirkstoffreiche cellulär-flüssige Bierhefe einbeziehen zu können. Dieses nach seinem Mitarbeiter Heinrich

Chancen für Diabetiker

Metz benannte *Metz-Verfahren* ermöglichte es, die besonders gehaltvollen *Jungzellen* der Bierhefe für den menschlichen Organismus aufzuschließen und haltbar zu machen - die Voraussetzung für eine breite Anwendung biologisch voll wirksamer Bierhefe in Diät, Therapie und Gesundheitsvorsorge. Das Metz-Verfahren gilt übrigens heute, nach ständiger Weiterentwicklung, als optimale Form der naturnahen Präparation von Bierhefe.

Professor Abderhaldens Erbe

Die Behandlungserfolge Prof. Abderhaldens mit der flüssigen Bierhefe waren beeindruckend. Seine Untersuchungen wurden jedoch sehr bald infolge von Kriegsereignissen jäh unterbrochen. Und auch nach Kriegsende blieb Emil Abderhalden nicht genug Lebens- und Schaffenszeit, um seine Forschungen zur Bierhefewirkung beim Diabetes umfassend zu dokumentieren: Er starb im Jahre 1950, und der »Zeitgeist«, d.h. die noch unreflektierte Vorherrschaft von Insulin und oralen Antidiabetika in der Therapie, stand seiner Lehre entgegen. Nachdem Optimismus und Fortschrittsglaube in der Medizin in den letzten Jahrzehnten erschüttert wurden, gilt es heute, an diese »alten« Erfahrungen und Erkenntnisse anzuknüpfen.

Erklärungsmodell zur Wirkung von Bierhefe bei Diabetes

Als einzige bekannte Natursubstanz greift Bierhefe in **allen** Therapieschwerpunkten bei Diabetes ein:

1. *Diät allgemein:* Hier ist Bierhefe für den Kranken mit ihrem Reichtum an wertvollen Wirkstoffen eine wichtige Quelle an Schutzstoffen und ein aktivierendes Stoffwechselelement.

2. *Antidiabetika:* Bierhefe vermag, als einer der ganz wenigen auf diesem Gebiet bekannten Naturstoffe, die Insulinproduktion der Bauchspeicheldrüse in einem Sinne anzuregen, wie dies entsprechende

chemische Medikamente bewirken. Bierhefe hat dabei den Vorteil, nebenwirkungsfrei zu sein und als ganzheitlicher Stoffwechselaktivator mit der Anwendungsdauer nichts an Wirksamkeit einzubüßen (wie dies bei blutzuckersenkenden Medikamenten der Fall sein kann).

3. *Insulin:* Eine Reihe von wissenschaftlichen Forschungen weist die Bierhefe als natürlichen Ersatz, als eine Art »pflanzliches Insulin« *(Prof. Sainton,* Prof. Abderhalden) aus. Dafür ist nicht nur das Vitamin B1 verantwortlich, sondern auch das in Bierhefe reichlich vorhandene Glutathion, dem man ebenfalls »insulinähnliche Eigenschaften« (Handowsky) zubilligt, sowie die Spurenelemente Chrom (enthalten im sog. Glukose-Toleranzfaktor) und Zink.

Das Zusammenspiel der Einwirkungen von Bierhefe-Bestandteilen auf diese drei »Hauptsäulen« der Diabetes-Therapie ist es, das viele Erkrankte trotz der Organ- bzw. Drüsenschwäche bei guter Gesundheit erhält.

Betroffen: 15 Millionen Bundesbürger!

Unser »Erklärungsmodell« hat gezeigt, daß die besonderen Wirkstoffe der Bierhefezellen bei allen Formen der Diabetes-Erkrankungen helfen können:

* Zuerst den sog. latenten (»subklinischen«) Diabetikern, d.h. Menschen, deren Zuckerbelastungstoleranz herabgesetzt ist (man vermutet hier erbliche Veranlagung). Nach seriösen Schätzungen befinden sich ca. 15 Millionen Bundesbürger im »Vorhof des Diabetes«. Dieser Personenkreis kann vor dem Schicksal bewahrt werden, daß die Krankheit sich schließlich mit den Jahren durchsetzt, wie neuerdings auch Untersuchungen des Biochemikers *Doisy* mit Bierhefe belegt haben.

* Im Falle des Altersdiabetes wirken die Bierhefeinhaltsstoffe als Stimulans für träge Organfunktionen, und zwar nicht im Sinne einer »Ausschöpfung der letzten Reserven« (wie bei den blutzuckersenkenden Medikamenten), sondern funktionsaufbauend. Wie wichtig dies ist, lehrt folgende Beobachtung: in der Medizin rechnet man damit, daß statistisch gesehen auch der »relative« Diabetiker (Altersdiabetiker ohne zusätzlichen Insulinbedarf) im Laufe von 5 bis 15 Jahren mit Insulin wird behandelt werden müssen, da bei ihm die Insulinproduktion weiter kontinuierlich verlorengeht.

* Beim Typ-I-Diabetiker, der auf Insulin-Spritzen angewiesen ist, können offensichtlich bestimmte Wirkstoffe, wie sie vor allem in der Bierhefe reichlich enthalten sind, die Abhängigkeit von dauernder Insulinzufuhr mildern.

Freiheit von der Tyrannei der Krankheit!

Was besonders bedeutsam ist: Alle vorliegenden Untersuchungen lassen vermuten, daß durch die regulierenden Einflüsse der Bierhefe negativen Begleiterscheinungen der Diabetes-Erkrankung entgegengewirkt werden kann, man denke nur an die Beobachtung, daß Bierhefe über die Normalisierung des Fettstoffwechsels die Körperarterien vor degenerativen Prozessen zu schützen vermag.

Hinter all diesen wissenschaftlichen Überlegungen sollte jedoch auch die menschliche Komponente nicht zu kurz kommen: So berichten Diabetiker, die mit Bierhefe Erfahrungen haben sammeln können, übereinstimmend, daß sie sich dadurch nicht mehr gänzlich als »Sklave ihrer Erkrankung« empfinden und ein Stück persönlicher Freiheit gewonnen haben. Auch der insulinabhängige Kranke kann in die Lage versetzt werden, ein weitgehend »normales« Leben zu führen - eine für Selbstvertrauen und Selbstwertgefühl unschätzbare Erfahrung!

Kleines Begriffelexikon - Diabetes mellitus

Diabetes mellitus ist eine Stoffwechselkrankheit.

Grundlage bildet

a) ein *absolutes Fehlen von Insulin* (Typ-I-Diabetes, auch »Jugendlichendiabetes« genannt) oder

b) ein *relativer Mangel an Insulin* (Typ-II-Diabetes Erwachsenen- oder Altersdiabetes).

Chancen für Diabetiker

Insulin ist ein Hormon der Bauchspeicheldrüse und reguliert den Gehalt des Blutes an Zucker (Glukose).

Die *Glukose* muß innerhalb eines bestimmten Rahmens (70-120 mg%) permanent im Blut bereitgestellt werden, da sie für viele Organe und Lebensvorgänge wichtig ist.

Wird nun zuwenig Insulin bzw. gar keines im Körper bereitgestellt, so steigt der Glukoseanteil im Blut an und wird ab einer bestimmten Konzentration über den Urin ausgeschieden.

Leberzirrhose

Die Krankheit der mittleren Jahre

Die Leberkrankheiten sind in der öffentlichen medizinischen Diskussion eine Art »blinder Fleck«. Das dürfte und muß sich in nächster Zeit jedoch ändern. Denn auf diesem Gebiet zivilisatorisch mitverursachter Krankheiten hält der Tod »reiche Ernte« - und dies gerade in den Lebensjahren zwischen 25 und 44, in den vermeintlich besten also.

Das Verdienst, auf diesen Mißstand (wieder einmal) aufmerksam gemacht zu haben, gebührt der *Deutschen Gesellschaft für Ernährung (DGE)* und ihren vielbeachteten regelmäßigen Ernährungsberichten (zuletzt 1992).

Alarmierende Zahlen

Die Statistiken der DGE lassen für jeden Verantwortlichen die Alarmglocken läuten: Wer an Leberkrankheiten und vor allem an Leberzirrhose leidet, hat -statistisch gesehen- eine geringere Lebenserwartung als Krebs- oder Herz-Patienten! Immer mehr junge Leute und Menschen im »besten Alter« sind davon betroffen. In dieser Bevölkerungsgruppe ist das schwere Leberleiden bereits eine der wichtigsten Todesursachen.

Die Diagnose »Leberzirrhose« muß heute Ärzte wie Patienten gleichermaßen betroffen machen. Den Patienten, weil dieses »Urteil« die Spanne seines Lebens -in sinnbildlicher Entsprechung zum körperlichen Geschehen- »zusammenschrumpfen« läßt. In gleicher Weise jedoch auch den Arzt, da die ihm bisher an die Hand gegebenen Mittel zur Bekämpfung der Krankheit sich offensichtlich noch nicht als ausreichend erwiesen haben.

Leberzirrhose - ein »Todesurteil«?

Die Leberzirrhose ist das Endstadium chronischer Lebererkrankungen. Wenn es soweit kommt, daß die Leber tatsächlich zu versagen droht, dann handelt es sich um einen ganz außerordentlichen Vorgang. Denn die Fähigkeit der Leberzellen zur Regeneration ist groß, und das Organ verfügt über eine hohe Funktionsreserve, d.h. es können bis zu 80% des gesunden Gewebes abgestorben sein, ohne daß es zu merklichen Funktionseinbußen kommt.

Die Leberzirrhose selbst ist quasi ein »großes Sterben« leistungsfähiger Leberzellen zugunsten »inkompetenten« Bindegewebes, das den zerstörerischen Zwang entfaltet, in die letzte noch intakte Organsubstanz hineinzuwachsen und sie endgültig zu verdrängen. Alkoholmißbrauch ist hier übrigens nur *ein* Verursacher unter anderen. Diesen Massen-Untergang kompetenter Leberzellen, den die Medizin derzeit als fast unausweichlich voranschreitendes Schicksal betrachtet, gilt es aufzuhalten. Daß und wie dies möglich ist, zeigten in beispielhafter Weise die Untersuchungen des tschechischen Arztes *Láznicka* mit biologisch aktiver Bierhefe.

Ein bemerkenswerter Großversuch

Bei Láznickas Bierhefe-Versuchen handelte es sich in vielfacher Hinsicht um ein »merk«-würdiges und mutiges Unternehmen:

* Láznicka führte seine Beobachtungen seit 1947 an mehr als 1.000 Hepatitis-Patienten durch.

* Er verließ sich bei seinen Behandlungen ganz und gar auf die therapeutische Gabe von biologisch-aktiver Bierhefe.

* 1957 konnte er schließlich der Fachwelt mitteilen, daß er auch nicht »einen einzigen Fall von Leberzirrhose in dieser Krankengruppe« zu verzeichnen hatte.

* Láznicka berichtete sogar von schwerkranken Leberzirrhose-Patienten, die nach seiner Bierhefebehandlung wieder beschwerdefrei wurden, obwohl sie nach Maßgabe der sonst üblichen, herkömmlichen Behandlungsmöglichkeiten als hoffnungslose Fälle im unbeeinflußbaren Endstadium galten.

Warum biologisch-aktive Bierhefe?

Seit Ende der 30er Jahre beobachteten Forscher wie *György* oder *Goldblatt*, daß es beim Fehlen bestimmter Wirkstoffe im Tierversuch zu krankhaften Leberveränderungen kam. Es handelte sich dabei in erster Linie um sog. »lipotrope Stoffe«, d.h. um Wirkstoffe, die einer Verfettung der Leber entgegenwirken. Unter diesen Substanzen schienen Cholin, ein Lecithinbaustein und die Aminosäure Methionin eine besondere Rolle zu spielen, neben dem Spurenelement Selen (damals noch als »Faktor III« bezeichnet) sowie dem schwefelhaltigen Glutathion. Bei der Therapie von Lebererkrankungen verordnete man deshalb vielerorts isolierte Cholin- und Methionin-Gaben - eine im Grunde unbiologische Vorgehensweise, die zu Recht in der heutigen Lehrmeinung als nicht sehr effektiv angesehen wird.

Vor diesem Hintergrund wurde das Studium der Bierhefe und ihrer Inhaltsstoffe für den Mediziner Láznicka zu einem Schlüsselerlebnis seiner beruflichen Praxis. Das aufbereitete Naturprodukt erwies sich als komplexer Wirkstoffträger ersten Ranges und damit allen gängigen Medikamenten überlegen. Denn: »Die Bierhefe ist nicht nur eine natürliche Quelle hochwirksamer Stoffe, sondern präsentiert dieselben auch in optimalen gegenseitigen Verhältnissen« (Láznicka). Als größtes Problem der Bierhefe-Behandlung betrachtete Láznicka gewisse »technologische Schwierigkeiten«. Er selbst war darauf angewiesen, auf umständliche Weise täglich frische Bierhefe zu zerstäuben. Doch selbst diese Praxis war nicht immer imstande, die Inhaltsstoffe der Bierhefe seinen Patienten in aktiver Form zuverlässig bereitzustellen. Solche praktischen Hindernisse für eine kontrollierte, gesicherte Bierhefeanwendung sind inzwischen jedoch durch die Forschungen von *Heinrich Metz* und *Prof. Abderhalden* überwunden. Das von ihnen entwickelte Verfahren bewahrt die Bierhefe-Wirksubstanzen in cellulär-flüssiger Form über mehrere Monate und gewährleistet das Intaktbleiben der leberwirksamen Stoffe.

Gesundheitspolitische Konsequenzen

Eine wirksame Vorbeugung und Therapie der Leberkrankheiten ist eines der dringlichsten medizinischen Anliegen unserer Zeit. Hierzu sollte man sich folgendes noch einmal deutlich vergegenwärtigen:

* Bereits die Forschungen des großen Stoffwechsel-Spezialisten *H. Kalk* ergaben, daß die akute Leberentzündung als häufigste Ursache für die Leberzirrhose gelten muß. Nach Erfahrungen des Klinikers *Beckmann* hatten 75% seiner Leberzirrhose-Patienten vorher eine Hepatitis durchgemacht.

* Besonders die Beobachtungen aus dem 2. Weltkrieg zeigten sehr deutlich, daß »gerade die infektiöse Hepatitis nicht immer gradlinig zur Ausheilung führt, sondern sehr oft in Wellenform verläuft und bei ungenügender Sorgfalt leicht in eine schleichende chronische Leberentzündung übergeht« (*Ignatius*) - an deren Ende dann die Leberzirrhose steht.

* Hinzu kommt, daß es sich bei den Lebererkrankungen um problematische Krankheitsbilder handelt; d.h. sie haben oft eine sehr allgemeine Symptomatik (nicht einmal die Gelbsucht tritt bei jeder Hepatitis auf). Man muß deshalb mit einem beträchtlichen Prozentsatz »stummer Erkrankungen« rechnen, mit einer hohen Dunkelziffer nicht diagnostizierter Fälle. Manche Autoren sprechen sogar davon, daß die unerkannten Hepatitis-Erkrankungen den Regelfall bilden! Gerade in solchen Fällen wird natürlich die nötige Sorgfalt allein aus Unkenntnis nicht eingehalten, und die Gefahr ist groß, daß aus akuten, unerkannten Entzündungen ein chronischer Zustand wird.

* Unsere Lebensführung ist heute nicht dazu angetan, das wichtigste Entgiftungsorgan Leber zu entlasten. Wir wissen vielmehr, daß diesem Organ im Gegenteil immer mehr an Arbeit abverlangt wird (Genuß- und Umweltgifte, hoher Fettverzehr und sonstige Fehlernährung).

Alle diese Gesichtspunkte werden bei einer regelmäßigen Anwendung von Bierhefe berücksichtigt. Láznickas Untersuchungen und die Zeugnisse vieler anderer Forscher weisen der cellulär-flüssigen Bierhefe mittels ihrer Leber-Schutzfaktoren eine wichtige Rolle bei der Verhinderung krankhafter Leberveränderungen zu. Wie wir gesehen haben, eignet sich dieses »Lebens«-Mittel im besten Sinne des Wortes jedoch auch als Antwort auf bereits manifestierte Schädigungen des Organs - als ein Mittel also, nach dem die Medizin heute angestrengt sucht...

Entgiftungsorgan Leber

Kleines Begriffelexikon - Leberkrankheiten

Die *Leber* ist das Zentralorgan unseres Stoffwechsels. Sie hat vielfältige Funktionen (ca. 500 wurden bisher untersucht!): von der Entgiftung bis zum Aufbau (Fett-Eiweiß-Körper, Galle u.a.) und der Speicherung (Glukose, Vitamine) ernährungsphysiologisch wichtiger Substanzen.

Hauptsächliche Erkrankungsformen sind:

Gelbsucht: Symptom vielfältiger Leberstörungen (z.B. bei Mangel an Gallenflüssigkeit).

Hepatitis: Leberentzündung durch Virusbefall, z.T. mit Gelbsucht einhergehend.

Fettleber: Einlagerung von Fett in den Leberzellen.

Leberzirrhose: »Leberschrumpfung«, d.h. Bindegewebswucherungen auf Kosten leistungsfähiger Leberzellen. Chronisches Stadium der Leberentzündung.

Wenn die Knochen mürbe werden...

Neue Wege zur Vermeidung der »Volkskrankheit Osteoporose«

Das Knochenskelett gilt als dauerhaftester Bestandteil unseres Körpers. Diese »feste Substanz« halten wir für äußerst beständig und zuverlässig - und irren in diesem Punkt unter Umständen gewaltig. Spätestens dann, wenn es zu der im Alter gefürchteten Knochenbrüchigkeit (Osteoporose) gekommen ist, wird vielen Menschen erst bewußt, daß auch die eigene Knochensubstanz als lebendiger, sich ständig erneuernder Teil des Organismus »gepflegt« werden will, und daß schließlich auch sie unter den Belastungen zivilisatorisch bedingter Fehlentwicklungen leidet (falsche Ernährung, Bewegungsmangel). Oft ist es dann jedoch zu spät, und bleibende Schäden sind bereits eingetreten. So »überfällt« die Krankheit ältere Menschen (und hier in ganz besonderem Maße Frauen) nur scheinbar von heute auf morgen - und führt schließlich zur sprichwörtlichen »Alters-Gebrechlichkeit«, die in der Folgezeit das Leben der Betroffenen dauerhaft belasten kann.

Zur Veranschaulichung:

Unsere Körperknochen sind wie die Mauern, Wände, Decken eines Hauses, stabil und festgegründet. Stellen Sie sich jedoch vor, Sie wohnen in einem solchen Gebäude, es ist perfekt fertiggestellt - und doch gehen Handwerker ein und aus. Maurer erneuern ständig unbrauchbar gewordene Ziegel. Unmengen von unbrauchbar gewordenem Schutt werden ständig weggeräumt: Das Skelett, die Wände, Balken und Decken unseres Körpers, sind eine einzige, lebenslange Baustelle. Das Calcium, das wir uns durch die Nahrung stets zuführen müssen, bildet darin gewissermaßen die neuen Ziegel, andere Substanzen den Mörtel. Viele einzelne Faktoren müssen hier zusammenwirken, soll diese ständige »Rundumerneuerung« gelingen. Was dazu im einzelnen nötig ist, darüber erfahren Sie weiter unten mehr.

Osteoporose

Warum die Knochen brüchig werden

Die Ursachen, die unsere Knochen mürbe machen, sind inzwischen gut bekannt. Teils sind hier persönliche Fehlverhalten auslösend, wie z.b. körperliche Inaktivität oder falsche Ernährung (Calciummangel, zu hoher Eiweißverzehr).

Zum anderen Teil hängt dieses Krankheitsbild mit dem Versagen von Regulationsmechanismen im Körper zusammen, so z.B. bei Verwertungsstörungen der aufgenommenen Wirkstoffe oder beim Rückgang der Hormonproduktion (Östrogene und Progesteron) in Verbindung mit den Wechseljahren der Frau.

Obwohl diese Zusammenhänge gut erforscht sind, breitet sich die Krankheit unerbittlich aus und tritt -wie der bekannte Sportmediziner *Dr. Robert Haas* mitteilt- gerade bei älteren Frauen in den Vereinigten Staaten inzwischen »epidemisch« auf. Die »amerikanischen Verhältnisse« lassen sich leider ohne weiteres auf die Bundesrepublik Deutschland übertragen: Bereits vor gut 10 Jahren haben entsprechende Analysen ergeben, daß bei fast allen untersuchten älteren Personen der Calcium-Haushalt gravierend gestört war.

Mit der Osteoporose läßt es sich nicht gut leben!

Osteoporose ist eine Krankheit mit zwei Gesichtern: Einer trügerischen »stummen« Phase mit (fast) unbemerkt fortschreitendem Knochensubstanzverlust folgt -oft für den Patienten unvermittelt- das dramatische Auftreten schwerwiegender Leidensbilder:

* Fraktur des **Oberschenkelhalses** mit mehr oder minder ausgeprägter Körperbehinderung.

Wie gravierend ein solches Ereignis sein kann, zeigt der Umstand, daß nach amerikanischen Untersuchungen ca. 30% der hiervon betroffenen Menschen innerhalb eines Jahres sterben. Ursache hierfür sind die sich anschließenden Komplikationen (z.B. Embolien und Thrombosen).

* Verkrüppelungen, vor allem durch den Teilzusammenbruch und die Krümmung der **Wirbelsäule** (»Buckelbildung«) mit einer Verringerung der Körpergröße um bis zu 20 cm.

Osteoporose

* Beeinträchtigungen durch schwere **Schmerzzustände**, besonders im Rücken-Wirbelbereich.

Möglichkeiten der Vorbeugung und Therapie

Hinweise zur Vermeidung der Osteoporose kommen aus den verschiedensten Wissenschaftsbereichen. Bedeutsam sind beispielsweise die Erfahrungen, die in der Sportmedizin gesammelt wurden - aber auch jene, welche man bei der bemannten Raumfahrt zutage förderte:

Knochenentkalkung bei Astronauten

Auf einem Symposium über Weltraumforschung berichtete *Prof. Klein*, Leiter des Institutes für Flugmedizin, daß bei Skylab-Astronauten nach 3 Monaten im Weltall ein Verlust von 25 g Calcium festzustellen war. Diese schwerwiegenden Entkalkungen könnten einen bemannten Flug zum Mars -immer noch einer der Wunschträume der Raumfahrer- in den nächsten Jahren oder Jahrzehnten in Frage stellen.

Für unser Thema ist vor allem wichtig, daß bei den Kosmonauten neben Herz-Kreislaufschäden als größtes Problem meist Entkalkungen der Knochen festgestellt wurden.

Als Ursache für diese der Osteoporose ähnlichen Erscheinungen werden die fehlende Erdanziehung und die unzureichende körperliche Belastung angesehen, was zu einem verstärkten Calciumabbau des Knochendepots führt. Aus diesem Grunde wird u.a. eine Anreicherung der Astronautenkost mit Calcium vorgenommen.

Erfahrungen der Sportmedizin

In der Fachzeitschrift »The Physician an Sportsmedicine« berichtet *E.L. Smith*, Gerontologe an der Universität Wisconsin, über aufschlußreiche Untersuchungen:

Er beobachtete bei Frauen und Männern einen unterschiedlichen Knochenabbau im Alter. Bei Männern beginnt dieser Substanzverlust im Alter von 50 Jahren und beträgt etwa 0,4% im Jahr. Gesundheitliche Probleme sind hier daher meist erst im höheren Alter zu registrieren.

Osteoporose

Bei Frauen dagegen setzt dieser osteoporotische Abbauprozeß bereits mit 30 bis 35 Jahren ein. Er beträgt bis zu einem Prozent pro Jahr. Diese Rate vergrößert sich auf 2 bis 3 Prozent während und nach den Wechseljahren, so daß eine 70-jährige Frau ca. 30% ihrer mineralhaltigen Knochenmasse verloren hat.

Smith teilte weiter mit, daß diese negative Entwicklung nicht zwangsläufig eintreten muß. Ernährung mit mineralstoffreichen Lebensmitteln und mechanische Belastung spielen eine herausragende Rolle. Durch die Körperbewegung läßt sich der Mineralgehalt der Knochen steigern, sofern die entsprechende Calciumzufuhr durch die Nahrung sichergestellt ist. Eine Untersuchung bei 50- bis 59-jährigen Joggern ergab einen um 20 Prozent höheren Mineralgehalt von Oberarm- und Oberschenkelknochen als bei vergleichbaren Kontrollpersonen.

Man muß nicht unbedingt bis ins hohe Alter durch den Wald traben, um der Osteoporose vorzubeugen. So nahm eine Gruppe älterer Frauen für drei Jahre an einem einfachen Übungsprogramm teil, welches an drei Tagen der Woche, jeweils 30 Minuten lang, sogar im Sitzen durchgeführt wurde. Die altersentsprechende Kontrollgruppe verlor in diesem Zeitraum mehr als drei Prozent der mineralhaltigen Knochenmasse, während die Übungsgruppe einen Zuwachs von über zwei Prozent zu verzeichnen hatte. Dies zeigt deutlich, daß selbst einfache körperliche Übungen den Mineralgehalt der Knochen steigern und so der Osteoporose vorbeugen können.

Vorbeugung durch vitalstoffreiche Kost

Da die Hauptbestandteile der Knochen die Mineralstoffe Calcium, Phosphat und Magnesium sowie Eiweiß sind, kommt es auf ihre Zufuhr über die Nahrung entscheidend an.

Vorteilhaft ist es, wenn alle diese Vitalstoffe in den einzelnen Nahrungsmitteln gleichzeitig vorkommen. Denn in diesem Falle beeinflussen sie sich schon bei der Verwertung (Resorption) im Darm gegenseitig günstig. Nahrungsergänzungen, die alle oben genannten Mineralstoffe enthalten, sind daher Einzel-Mineralstoff-Präparaten vorzuziehen.

Vor allem die Calciumbilanz, d.h. das Verhältnis von Calciumzufuhr und Calciumausscheidung, verschiebt sich im höheren Lebensalter ins Negative. Es wird vermutet, daß in der 2. Lebenshälfte nicht eine

Osteoporose

verschlechterte Mineralstoffaufnahme durch den Darm, sondern eine vergrößerte Calciumausscheidung erfolgt. Der Calciumgehalt wird heute aber vielfach durch die übliche Zivilisationskost nicht mehr gedeckt. Ernährungs-Anamnesen bei 400 alten Leuten in der Bundesrepublik beispielsweise ergaben, daß sowohl Vitamine wie Mineralstoffe in geringerem als dem empfohlenen Maße aufgenommen wurden.

Die Hauptträger der knochenbildenden Mineralstoffe sind Vollkorngetreideprodukte und Milcherzeugnisse. Durch den immer noch zu geringen Verzehr dieser Nahrungsmittel dürfte der »versteckte« Mineralstoffmangel heute häufiger sein als angenommen. Hier können und müssen mineralstoffreiche Nahrungsergänzungsmittel in die Bresche springen.

Warum Mineralstoffe aus Pflanzen?

Zusätzliche Mineralstoffergänzungen ja, aber in der richtigen und natürlichen Form. Isolierte Mineralstoffpräparate können kein sinnvoller Weg zur »Nahrungs«-Vervollständigung sein. Der Mensch steht in einer natürlichen Nahrungskette, in der Bodenmikroben und Pflanzen die Aufgabe haben, aus einfachsten Bestandteilen der Erdkruste (Mineralien) aufnehmbare, verwertbare Mineralstoffkomplexe aufzubauen. Die Pflanze ist somit das Tor, durch das die Mineralstoffe aus der unbelebten Materie in die belebte Natur eintreten. Durch die Wurzeln der Pflanzen werden diese »Bodenschätze« dem Untergrund entnommen und steigen in die Blätter und Früchte. Hier vollzieht die Pflanze den Umbau in die organische, d.h. an Eiweiß gebundene Form (sog. Eiweiß-Chelat-Bindung) - was nichts weniger bedeutet, als daß tote Materie »verlebendigt« wird. Die Stabilität unseres Körpergerüsts ist also eine durch die Umwandlungskraft der Pflanzen vermittelte, und ohne diesen bedeutsamen Vorgang hätte es übrigens auf der Erde »nur Organismen mit weichen Körpern geben können« (Dr. Petra Kühne).

Die in organischer Eiweiß-Chelat-Bindung vorliegenden »pflanzlichen« Mineralstoffe werden vom menschlichen Organismus optimal aufgenommen, da er an sie seit mehreren hunderttausend Jahren angepaßt ist.

Osteoporose
Ein Alter in Gesundheit...

Der Wunsch der Menschheit nach einem umfassend wirksamen Geriatrikum (Altersheilmittel) wird auch im 20. Jahrhundert unerfüllt bleiben. Dieses Streben gleicht der Suche nach dem Stein des Weisen oder nach dem geheimnisvollen Lebenselixier der Alchimisten im Mittelalter. Die pragmatischen Bemühungen der Fachwissenschaften gehen dahin, Wirkstoffe zu finden, mit denen es möglich ist, den Alterungsprozessen frühzeitig entgegenzuwirken und vorzubeugen.

Jeder sollte aber wissen, daß die wichtigsten »Heilmittel« für ein gesundes Altern in die Hände eines jeden einzelnen gegeben sind:

* Mit der Einhaltung einer kalorienarmen, an aktiven Eiweißstoffen, Vitaminen und Mineralstoffen ausreichenden, ausgeglichenen und einfachen Ernährung.

* Durch regelmäßige körperliche Arbeit oder entsprechende sportliche Aktivitäten wie z.b. Gymnastik, Ausdauerlauf, Schwimmen, Radfahren oder Spaziergänge. Inzwischen wurden spezielle Formen der Osteoporose-Gymnastik entwickelt (Kurse vermitteln Krankenkassen, Kneipp-Vereine, Volkshochschulen). Wer betroffen ist, kann auch spezielle dreiwöchige Kompaktkuren bei Knochenbrüchigkeit in Anspruch nehmen.

* Durch weitgehenden Verzicht auf schädliche Genußmittel, durch genügend Schlaf.

* Durch den Willen zur seelischen Harmonie mit sich selbst und im Austausch mit Nahestehenden und Mitmenschen.

Kleines Begriffelexikon - Osteoporose

Die *Knochenbrüchigkeit* ist gekennzeichnet durch einen Schwund an Knochensubstanz. Durch Mineralienverluste (vor allem Calcium) lichtet sich im Inneren des Knochens die stützende Bälkchenstruktur. Dies führt zu einer erhöhten Neigung zu Knochenbrüchen, beginnend mit vielen mikroskopisch kleinen Frakturen.

Die Empfehlungen für die tägliche *Calciumzufuhr* liegen bei 500 bis 600 mg pro Tag für Erwachsene (WHO).

Osteoporose

Zur Aufrechterhaltung wichtiger Körperfunktionen muß der *Calciumspiegel im Blut* eine konstante Höhe beibehalten (9-11 mg%).

An der *Regulation des Calciumhaushaltes* sind zwei *Hormone der Nebenschilddrüsen* (Parathormon und Calcitonin) beteiligt.

Senkungen des Blutcalciumspiegels unter 8 mg% lösen eine erhöhte Erregbarkeit der Muskeln aus, die sich bis zu *tetanie-ähnlichen Krämpfen* steigern können.

Tatort: Darm

Von den »Wurzeln« unserer Gesundheit

Darmerkrankungen gehören zu den am weitesten verbreiteten Volksleiden. Sie zählen auch zu den heimtückischsten: denn nur in den
seltensten Fällen (Verstopfung, Durchfälle) erlauben offenkundige
Symptome eine schnelle Diagnose und Lokalisation der Störung.
Meist liegen nur allgemeine Beschwerden wie Nervosität,
Konzentrationsschwäche, Leistungsabfall, Migräne, rheumatische Erkrankungen etc. vor, und in der Regel bleibt die Grunderkrankung so
lange unbekannt, bis sie schon weit fortgeschritten ist.

Was den Darm krank macht

Der Darm ist quasi das »Wurzelwerk« des Menschen. Er ist verankert
in und abhängig von der Nahrung, die wir ihm zuführen und benötigt
ein eigenes, gesundes Milieu aus Nähr-, Mineral-, Füllstoffen sowie
bakteriellen Symbionten, wie dies auch für die Wurzeln der Pflanzen
zutrifft. Dort gilt: Ist der Boden humus- und wirkstoffarm und von
schädlichen Organismen durchsetzt, so vermag die Pflanze ihre
Anlagen nicht auszubilden und verkümmert.

Ähnliche Vorgänge beobachten wir beim Menschen.

Vor Jahrzehnten hat *Prof. Werner Kollath* den Begriff der »Mesotro-
phie« (Halbernährung) geprägt. Damit sind chronisch verlaufende
Mangelkrankheiten an essentiellen, z.T. noch unentdeckten Nahrungssubstanzen gemeint, die sich auf der Grundlage entwerteter Industrie-
Nahrungsmittel wie Weißmehl, Zucker, Konserven, Fertiggerichten
usw. entwickeln.

Was Kollath schon damals vermutete, ist späterhin zur Gewißheit
geworden: Für ein gesundes Darmmilieu ist die Bakterienbesiedelung
des Verdauungstraktes von grundlegender Bedeutung. Viele Erkrankungen, so auch der Krebs, gehen einher mit einer sog. Dysbakterie
(Entartung der Darmflora).

Tatort Darm

Und einer physiologisch erwünschten Darmflora drohen heute in der Tat von vielen Seiten Gefahren:

* Fehl-, Überernährung, hoher Konsum von entwerteten Nahrungsmitteln, Fleisch und Genußmitteln.
* Umweltgifte, z.b. Zusatzstoffe oder Rückstände in Lebensmitteln.
* Medikamente, insbesondere Antibiotika.

Jeder ist heute bedroht

Sehen wir uns diese nur stichwortartig entworfene Liste an, so wird verständlich, warum heute fast jeder von uns in irgendeiner Form -meist ohne es auch nur zu ahnen-»darmleidend« ist.

Die Veränderungen, die sich dabei im Verdauungskanal abspielen, beeinflussen das weitere Stoffwechselgeschehen tiefgreifend. Beispielsweise können nun bestimmte Giftstoffe (diverse Stoffwechselabbauprodukte) nicht mehr unschädlich gemacht werden. Gefährliche Bakterienstämme breiten sich aus, es kommt zu Gärungs- und Fäulnisprozessen und zur sog.»Selbstvergiftung aus dem Darm« (Intestinale Autointoxikation). Als Folge stellt sich bald eine Leberschädigung ein. Und ist die Barriere dieses Entgiftungsorgans erst einmal überwunden, so leidet der Gesamtorganismus, es kommt zu Befindlichkeitsstörungen und später zur Ausbildung von ernsten, chronischen Krankheitsbildern.

Wer diese Zusammenhänge kennt, wird verstehen, weshalb heute viele Therapeuten (z.B. die Mayr-Ärzte um *Dr. Erich Rauch*) einer »Sanierung« der gestörten Darmverhältnisse erste Priorität bei der Behandlung einräumen. Von Grund auf gesund zu werden oder zu bleiben, dazu gehört sicherlich eine bewußte Gesundheitspflege, die auch den Darm, also die »Wurzel« unseres Leibes, in seinen Funktionen unterstützt.

Ein zukunftsweisender Heilansatz

Es ist erstaunlich und bezeichnend, daß die wichtigsten Arbeiten zu diesem Thema noch aus den 40er und 50er Jahren resultieren.

Tatort Darm

So hat der Frankfurter Mediziner *Prof. Erwin Becher* in jenen Jahren bereits ein ursächliches Behandlungsmodell gegen die Dysbakterie und Selbstvergiftungsprozesse entwickelt, mit den Elementen

* Verringerung der Menge des »Fäulnisgutes« (vor allem Fleisch),

* unterstützende Enzymtherapie,

* Entgiftung des Darms,

* begleitende Vitamintherapie (insbesondere Vitamin-B-Komplex).

Ende der 30er Jahre begann Becher hierbei mit Bierhefe zu experimentieren, und seine Beobachtungen bei der Anwendung dieser Substanz waren so vielversprechend, daß er sie in sein Therapiekonzept fest einbaute.

Aus heutiger Sicht werden Beckers Erfahrungen nur zu verständlich: Denn die Bierhefe-Therapie beeinflußt alle vier Schwerpunkte seines Modells:

* Erstens enthält Bierhefe das geforderte gärungsfeindliche pflanzliche Eiweiß.

* Zweitens gehört sie zu den enzymhaltigsten Lebensmitteln überhaupt und greift damit unterstützend in viele Verdauungsprozesse ein.

* Drittens ist eine ganz wesentliche Eigenschaft der Bierhefe darüber hinaus ihre entgiftende Wirkung. Sie enthält beispielsweise das Spurenelement Selen und schwefelhaltige Eiweißverbindungen (Glutathion), denen in der Forschung heute eine wichtige Rolle bei der »Entschärfung« und Ausscheidung schädlicher Stoffe im Organismus zugeschrieben werden. Eine »Nebenwirkung« dieser Entgiftungsfaktoren ist übrigens die Verlangsamung von Alterungsprozessen - ein Beleg dafür, daß viele körperliche Ausfallerscheinungen, die gemeinhin »dem Alter« zugeschrieben werden, in Wahrheit oft ihre Ursache in einer Stoffwechselschwäche haben.

* Schließlich handelt es sich bei der Bierhefe um den unbestritten besten natürlichen Spender des Vitamin-B-Komplexes unter den Lebensmitteln. Dies ist von großer Bedeutung, da Darmstörungen und Vitaminmangelerscheinungen stets zusammen auftreten und sich in bedrohlicher Weise gegenseitig verstärken.

Besonders die hocherwünschten Mikroorganismen des Darmes, die Milchsäurebakterien, sind auf eine Nahrung angewiesen, die viel

Vitamin B enthält. Werden ihnen diese Substanzen vorenthalten, so geht diese »mikrobielle Gesundheitspolizei« unseres Körpers zugrunde, und an ihre Stelle treten die weit anspruchsloseren, jedoch für unseren Stoffwechsel weniger wertvollen Coli-Stämme. Dafür, daß gerade Bierhefe für die Milchsäurebakterien einen vorzüglich geeigneten Nährboden abgibt, wurden bereits vor der Jahrhundertwende in der Gynäkologie Hinweise erbracht (*Th. Landau*, 1889) - zu einer Zeit also, da die Vitamine noch gänzlich unbekannt waren.

Die »Grundgesetze« der Darmgesundheit

Die hier beschriebenen Wirkungszusammenhänge wurden später von den Forschern *Klingmüller* und *Schweiger*, zwei Hamburger Klinikern der Schule *Prof. Kühnaus*, bestätigt. Sie faßten in der Fachzeitschrift »Ärztliche Forschung« zusammen: »Die Erfolge bei der Anwendung von Hefepräparaten bei Störungen im Magen-Darmgebiet beruhen vor allem, neben der verstärkten Zufuhr von Vitaminen, auf der Normalisierung der Darmflora«.

Aus den vorgenannten Gründen ergibt sich, daß die Verwendung der Bierhefe in der Therapie von Darmleiden und vor allem in der Prophylaxe nicht zu umgehen ist. Dies jedoch nur unter der Voraussetzung, daß ein naturnah verarbeitetes Produkt gewählt wird, das auch die empfindlichen wertspendenden Bestandteile der Bierhefe -wie Enzymbausteine und schwefelhaltige Verbindungen- bewahrt.

Zu bedenken sind für die Aufrechterhaltung unserer Darmgesundheit auch weitere Hinweise, die von der Forschung der letzten Jahre erbracht wurden:

* Die tägliche Kost muß genug faserreiche (ballaststoffreiche) Bestandteile enthalten, und dies am besten im Gesamtverband der Pflanze (oder des Getreidekorns). So enthält beispielsweise der Apfel Substanzen, die Pektine, die Giftstoffe im Darm binden.

* Ein weiteres Gebot lautet: der Fleischverzehr sollte eingeschränkt werden. In Experimenten wurde eindeutig erwiesen, daß nach Fleischverzehr der Darminhalt weitaus toxischer ist als nach einer vegetabilen Mahlzeit.

* Unter den Milchprodukten sollten gesäuerte Sorten (Joghurt, Kefir,

Tatort Darm

Dickmilch) bevorzugt werden. Diese durch Milchsäurebakterien vergorenen Erzeugnisse fördern in der Regel die »gesunden« Bakterienstämme unseres Darms. Noch besser ist es, auf milchsauer vergorenes Gemüse, insbesondere Sauerkraut, zurückzugreifen, wie es -bei der Herstellung ganz bewußt nicht erhitzt und aus Öko-Anbau- in den Monaten September bis April in Reformhäusern und Bioläden zu erhalten ist. Durch Auspressen des Saftes läßt sich daraus überdies ein erfrischendes und verdauungsförderndes Getränk gewinnen, das wertvolle Milchsäure und Milchsäurebakterien enthält.

Kleines Begriffelexikon - Darm

Darmflora: 20-30% des festen Stuhls sind Bakterien. Diese Stuhlflora gesunder Erwachsener enthält verschiedene Bakterienarten, die in einem bestimmten Mengenverhältnis zueinander stehen. Dieses Gleichgewicht bezeichnet man als *Eubiose.*

Die früher überschätzten *Coli-Bakterien* machen nur 1% aller Darmbakterien aus, annähernd 50% dagegen gehören zur Gruppe der *Milchsäurebakterien.*

Unter *Dysbakterie* oder *Dysbiose* versteht man eine gestörte Darmflora. Die Ursachen dafür können unterschiedlicher Natur sein: Antibiotika-Behandlung, Bestrahlung, einseitige Ernährung, Medikamenten-Mißbrauch, Fremdstoffe in Lebensmitteln.

Enzyme - biochemische Zauberformel für vitale Erneuerung

Die »Entdeckung der Enzyme« für die Ernährungsmedizin liegt nun auch bereits längere Zeit zurück. Solche »Zündfunken des Lebens«, wie man sie gerne nennt, sind die eigentlichen Stoffwechselregulatoren. Das ganze Ausmaß ihrer Bedeutung wird uns jedoch erst in diesen Tagen bewußt, vor allem im Hinblick auf das konkrete, praktische Eßverhalten.

Denn bisher stand man vor dem Dilemma, daß es der Körper selbst ist und sein muß, der die Enzyme bildet. Dies kann im Grunde niemand anderer besorgen, und für diese Aufgabe sind wir alle in der Regel bestens durch unser genetisches Marschgepäck ausgerüstet. Warum sollte man also Enzyme *zuführen?* Was könnte dies (zusätzlich) bewirken?

Heute wissen wir, daß auch Anregungen »von außen« notwendig sind: die erwünschte und vorteilhafte Ankurbelung der körpereigenen Produktion läßt sich nur durch solche Anstöße, vorzugsweise aus der Nahrung, bewerkstelligen.

Gerade bei dem heute vorherrschenden hohen Anteil hochverarbeiteter Produkte in der Kost sollten wir unsere enzymatischen Systeme ganz bewußt stimulieren und aktivieren. Dazu eignen sich bestimmte Lebensmittel und Nahrungsergänzungen ganz ausgezeichnet, bieten sie doch die dafür erforderlichen Bausteine komplett an (Eiweißstrukturen, Coenzyme wie z.B. Magnesium, Zink, Selen, zahlreiche B-Vitamine). Hier kann der Verbraucher sehr viel mehr tun, als ihm bislang bewußt war, und so erwachsen ihm durch frische, enzymreiche Kost weitere Hilfsquellen gegen die allgegenwärtige Bedrohung der chronischen Zivilisationskrankheiten.

Enzyme - »Abrakadabra« des Stoffwechsels

Was ist »Leben«? Einen »Schimmelüberzug« auf der Erdkruste hat Schopenhauer dieses Phänomen genannt, und es äußert sich in den vielfältigsten Erscheinungsformen. Auf einen Punkt, ein Hauptcharakteristikum haben sich die Biologen jedoch einigen können: das Merkmal all dieser dynamischen Geschöpfe, die im Schimmelüberzug wuseln, ist ihr Stoffwechsel. Vermittelt wird der existenzerhaltende, ständige Umsatz an Substanzen in den Organismen durch einen Zauberstoff, gewissermaßen ein biochemisches »Abrakadabra«: die Enzyme.

Dies alles ist nicht nur interessant zu wissen. Es ist höchst nützlich, sich damit näher auseinanderzusetzen. Denn hinsichtlich der Enzyme nimmt die Forschung gegenwärtig eine Neubewertung vor. Dabei erscheint vieles plötzlich in neuem Licht, was vor allem für die praktische Verwendung von Enzymen im Dienst unserer Gesundheit erfolgversprechende Perspektiven eröffnet.

Das Würfelzucker-Experiment

Um dem Geheimnis des Lebens auf die Spur zu kommen, brauchen wir ein Stück Würfelzucker, ein brennendes Streichholz und etwas (Zigaretten-) Asche. Nähern wir die Flamme dem Zucker, so wird dieser vielleicht schmelzen. Ansonsten tut sich kaum etwas. Ganz anders, wenn wir den Würfel mit einer Prise Zigarettenasche versehen. Die Flamme entfacht nun ein Feuerwerk, und der Zucker verbrennt lichterloh.

Dieses treffende kleine Experiment hat der Chemiker und Nobelpreisträger Linus Pauling all jenen Menschen zur Nachahmung empfohlen, die sich einen Begriff machen wollen, was Katalysatoren in der Natur bewirken: sie ermöglichen es, daß Reaktionen um ein Vielfaches rasanter vonstatten gehen als es ihrer eigentlichen chemischen Ausstattung entsprechen würde. Sie sind es, die dem Leben seine Dynamik und der Natur ihre Vielgestalt verleihen. Und was die Katalysatoren in der physikalischen Welt sind, das sind die **Enzyme** im Naturreich des Lebendigen.

Was sind Enzyme?

Bei den Enzymen handelt es sich um hochmolekulare, komplex zusammengesetzte Eiweißstoffe (Proteine), gebildet oft aus 10.000 oder 20.000 Atomen. Beteiligt sind sie praktisch an allen stofflichen, energetischen Umsetzungen im Körper (»Stoffwechsel«), an Auf-,

Abbau- und Entgiftungsprozessen. Sie bestimmen also maßgeblich das grundsätzliche Wechselspiel, welches Regeneration, Erneuerung und Wachstum erhält. Man schätzt, daß im Körper wohl an die 50.000 verschiedene Enzymsysteme ständig -ob wir wachen oder schlafen- wirksam sind.

Jedes Enzym ist extrem spezialisiert, hat seine eigene, eng umrissene Aufgabe und ist in dieser Funktion nicht zu ersetzen.

Ein Beispiel: In der Geburtshilfe ist die -seltene- Phenylketonurie bekannt und gefürchtet. Dem Neugeborenen fehlt in diesem Falle ein besonderes Enzym zum Eiweißumbau. Dieser Defekt führt, bleibt er unbehandelt, zum Schwachsinn.

Die meisten Enzyme sind keine »Singles«, werden nicht als reines Protein wirksam. In der Regel treten sie als Paar auf. Der größere Eiweißträger, komplex komponiert, firmiert dabei als sog. Apoenzym. Ihm zur Seite tritt ein vom Format her meist recht bescheidenes Coenzym, vorzugsweise ein Vitamin oder ein Spurenelement (Metalle wie Zink, Magnesium, Eisen, Kupfer, Selen, Molybdän). Beide müssen zusammenkommen, soll die gewünschte Wirkung erzielt werden.

Geradezu Berühmtheit hat unter den Coenzymen neuerdings das Ubichinon Q10 erlangt, nachdem sich herausgestellt hatte, daß es für die Arbeit des Herzmuskels von zentraler Bedeutung ist. Ein Verwandter, das Coenzym A (Hauptkomponente: ein B-Vitamin), bringt das Gedächtnis in Schwung, indem es die Umwandlung des Nahrungs-Cholins in den Gehirn-Botenstoff Acetylcholin bewirkt.

Wichtig zum Verständnis der körperlichen Abläufe ist überdies der Umstand, daß es zu den Enzymen auch Gegenspieler, Antagonisten gibt. Dies gewährleistet, daß es ihnen nicht zu wohl wird und ihr unbändiges, reaktionsfreudiges Potential nicht übermütig übers Ziel hinausschießt. Enzyme sorgen so dafür, daß etwa das eiweißspaltende Enzym Pepsin nicht gleich den Magen mitverdaut oder daß nach Verwundungen die enzymvermittelte Blutgerinnung rechtzeitig gestoppt wird.

Ein »Who's Who« der Enzyme

Einigermaßen bekannt sind gewiß z.B. das erwähnte *Pepsin* (Magen) oder *Trypsin* (Bauchspeicheldrüse). Um nur einige wenige weitere Beispiele zu nennen: *Papain* und *Bromelain* spalten im Verlaufe der

Vital durch Enzyme

Verdauung Eiweiße. *Lipasen* wirken bei der Fettverwertung mit (sie spalten Ester). *Amylasen* bauen Kohlenhydrate ab.

Durch die Laienpresse bekannt wurden in den vergangenen Jahren vor allem Bromelain und Papain. Ersteres ist in Ananas enthalten und bewährt sich bei Verdauungsstörungen. Das Papain kann man aus der Papaya (Milchsaft, Blätter und Früchte) beziehen, einem alten indianischen Nahrungs- und Heilmittel. Papain unterstützt die Eiweißverdauung auf sehr wohltuende Weise, und das so gründlich, daß beispielsweise auch Parasiten und Würmern im Darm der Garaus gemacht, sie also verdaut werden (hier ist der Papaya-Samen am wirkungsvollsten).

Revolution der Enzyme

Zwei Vorurteile standen jahrzehntelang der angemessenen Nutzung und Anerkennung eines ganz entscheidenden gesunderhaltenden Systems entgegen:

Erste Behauptung: Wir brauchen keine zusätzlichen Enzyme, da der Organismus diese Stoffe selbst produziert, wann und in welchem Umfang er sie benötigt.

Gezeigt hat sich: Unser Körper ist darauf eingestellt, von außen ständig stimulierende, frische, enzymhaltige Nahrung zu erhalten. Es ist eine unleugbare Tatsache, daß die Verdauung von Nahrungsenzymen profitiert. Ohne solche Impulse leiden die körperlichen Abläufe. Sie vollziehen sich reibungslos nur im allerengsten Zusammenspiel mit einer ganzen Fülle komplexer »Mikro-Nährstoffe«, zu denen auch die Enzyme zählen.

Zweite Behauptung: Enzyme sind komplexe Eiweißstoffe, viel zu sperrig, um in dieser Form ins Blut überzutreten. Überdies werden sie im Verdauungstrakt automatisch wie alle Eiweiße zerlegt. Sie gelangen also gar nicht »unversehrt« ans Ziel.

Diese Auffassung ist nicht aus der Luft gegriffen. Nur hat sich gezeigt, daß die Physiologie der Körperabläufe auch Ausnahmen von der Regel kennt. So weist z.B. Dr. Hermann Geesing darauf hin, daß der Säugling über die Muttermilch komplexe Immunglobuline zugeführt bekommt und sich diese komplett »aneignet«,

Vital durch Enzyme

obwohl auch sie dafür eigentlich überdimensioniert sind. Seit etwa 5 Jahren weiß man, daß dies auch für Enzyme aus der Nahrung oder entsprechende Medikamente gilt. Untersuchungen haben gezeigt, daß etwa ein Drittel davon »unverdaut« ins Blut gelangt, und zwar z.t. durch eine Art trickreiche Verflüssigung. Im Tierversuch konnte man nachweisen, daß sogar extrem große Gammaglobuline, bestehend aus nicht weniger als 120.000 Atomen, unter Umständen aus dem Darm ins Blut gelangen (nach Untersuchungen der Universität Kiel).

Derartige neueren Entwicklungen rücken die Enzymtherapie aus dem Zwielicht bloßer Spekulation ins Rampenlicht einer glaubwürdigen »Medizin der Zukunft«, der es gelingen könnte, jene Kräfte zu mobilisieren, die allein Heilung und Gesundheit garantieren können: die körpereigenen Reparatur- und Erneuerungsmechanismen im Zusammenspiel mit einem effektiv arbeitenden Immunsystem.

Bei was Enzyme helfen

Paradefelder für die spezielle Enzymtherapie sind seit längerem schon * **Verdauungsstörungen** sowie * **entzündliche Prozesse** (Wunden, Verletzungen).

Von erheblicher Bedeutung könnten sich die Enzyme jedoch langfristig als * **Altersbremse** erweisen. Nachgewiesen wurde, daß die Enzymaktivität im menschlichen Organismus um die Mitte des Lebens merklich abnimmt - was offenbar in direktem Zusammenhang steht mit dem nachfolgenden Auftreten sog. »Alterserscheinungen«. Es spricht einiges dafür, daß die Mobilisierung der enzymatischen Systeme uns länger vital erhält, an Geist und Körper. Grundlage für diese Wirkung ist der hohe Stellenwert der Enzyme innerhalb des Systems der Entgiftung und Reinigung der Gewebe. Verschlackte, »erstickende« Areale bilden die Altmacher Nr. 1.

Hierher gehören auch Leiden wie Arteriosklerose und Rheuma. Mediziner wissen: »Der Mensch ist so jung wie seine Gefäße«. Wollen wir, daß das Aderngeflecht bis hinein in die feinen Kapillaren flexibel bleibt, muß erst einmal die Enzymbilanz stimmen. Einem Defizit folgen hier Starrheit und Enge dicht auf dem Fuße: die Wände der Blutgefäße verdicken sich, Herzinfarkt droht.

Manche rheumatischen Erkrankungen wiederum hängen mit eigenartigen auto-aggressiven Attacken des Immunsystems zusammen: seine Truppen wenden sich gegen den eigenen Organismus (z.B. Gelenke). Man vermutet, daß auch hier Enzyme wesentlich dran beteiligt sind, Ungemach zu verhindern, indem sie »Überproduktionen« an Immunkörpern dezimieren. Es konnte experimentell bestätigt werden, daß krankmachende Immunkomplexe -die bestimmte Arthritisformen begünstigen- durch Aktivierung enzymatischer Systeme aufgestöbert und aus den befallenen Geweben hinauskomplimentiert werden. Überhaupt spricht man im Zusammenhang mit den Enzymen inzwischen von »immunrestaurativen Effekten«, die besonders auch gegen Viren genutzt werden können.

Regeln für die Selbstbehandlung

Enzyme werden inzwischen zwar auch gezielt therapeutisch eingesetzt, vor allem jedoch zur begleitenden Stärkung und Moblilisierung körperlicher Grundregulationen. Der Verbraucher wird sie vorwiegend zur Gesundheitspflege nutzen, und dies ist im Rahmen der üblicherweise aufgenommenen Dosierungen völlig unproblematisch, zumal, wenn hauptsächlich auf enzymreiche Nahrung abgehoben wird.

Keine Angst also vor Nebenwirkungen, wenn auch speziell bei Enzymen ein Hinweis nicht fehlen darf: Wer sich in ärztlicher Behandlung befindet, sollte sich mit seinem Therapeuten abstimmen, falls die Blutgerinnungsfähigkeit herabgesetzt ist oder eine erhöhte Allergiebereitschaft vorliegt.

So verbessern Sie ihren Enzymstatus!

Die Bestandsaufnahme hinsichtlich der Enzymversorgung ergibt in der Regel: beim modernen Menschen herrscht in dieser Hinsicht »Dienst nach Vorschrift«. Er erweist sich als Minimalist, der den Drahtseilakt des Überlebens leichtfertig ohne Netz wagt.

Da jedoch Enzyme unentbehrlich sind, tun wir gut daran, die Aktivität und den Wirkungsradius dieser wunderwirkenden Substanzen mit einer Art »Trainingsprogramm« eigeninitiativ »anzukurbeln«. Wie kann dies nun konkret und praktisch geschehen?

* Einmal natürlich dadurch, daß wir ganz bewußt und gezielt Tag für Tag, Tageszeit für Tageszeit **enzymreiche** Nahrung verzehren. Pflanzliche Frischkost (natürlich auch rohes Fleisch, z.B. Tartar) enthält zahlreiche aktive Enzyme. Diese lieben nun zwar das warme Milieu (Optimum: etwa Körpertemperatur), bereits ab 40 ° C wird es ihnen jedoch zu heiß, bei 50 ° C geben die meisten ihren Geist auf und bei 70 ° C schließlich ist praktisch keine Aktivität mehr nachzuweisen.

* Zum anderen dadurch, daß wir **enzymaktivierende** Nahrung, also z.B. Vitamine und Spurenelemente zu uns nehmen, die meist als Coenzyme wirken. Denn zwar stellt unser Körper seine Enzyme in der Regel selbst her. Die produzierten Eiweißkörper benötigen jedoch, um wirksam zu werden, ihre zusätzlichen »Starter«, und alle diese Substanzen müssen ständig durch die tägliche Kost oder durch Nahrungsergänzungen zugeführt werden: »Die Menge des aktiven Enzyms kann dadurch vergrößert werden, daß man die Menge des Vitamins erhöht, das die Aufgabe des Coenzyms übernimmt« (*Linus Pauling*). Vor allem die B-Vitamine sind hier unverzichtbar für zahllose Enzymsysteme, die alle wesentlichen Umsetzungen in Zellen und Organen steuern.

Weitere Aktivposten sind schwefelhaltige Eiweiße wie z.B. Glutathion. Sie begründen den besonderen Wert der **Kohlgemüse** sowie besonderer Wirkstoffspezialisten wie der **Bierhefe** für unsere Gesundheit.

Merke: Bei *jeder* Mahlzeit sollten *zusätzlich* naturbelassenes Obst, Gemüse, unbehandelte Nüsse hinzugeben werden, als ergänzender »Gang«, der im übrigen auch dem Appetit auf Soßen, Nudeln, Fleisch Zügel anlegt. Als Zwischenmahlzeiten am besten *nur* Äpfel, Grapefruits o.ä. wählen.

Solche enzymreiche und enzymaktivierende Kost sollte 30% bis 50% oder mehr des Speisezettels ausmachen. Die übliche Kost des Zivilisationsbürgers jedoch besteht zum großen Teil aus enzymfreier Nahrung (Fertiggerichte, Gebratenes, Gebackenes, Gekochtes, Pasteurisiertes). Dies gilt auch für das Vollkornbrot!

* Eine Bereicherung im Hinblick auf die Enzyme können in beschränktem Umfange **exotische Früchte** sein. Einige davon wurden bereits aufgeführt; erwähnenswert in diesem Zusammenhang sind auch

frische Feigen. Beziehen Sie also, wenn sich Gelegenheit dazu bietet, solche Erzeugnisse von Zeit zu Zeit in Ihre Ernährung mit ein.

* Der Keimvorgang ist ein Schlüsselereignis der Natur. Aus einem winzigen Samen bildet sich innerhalb kürzester Zeit eine ganze Pflanze, wie man dies etwa auf der Fensterbank bei Alfalfa oder auch Weizen(-gras) eindrucksvoll bestaunen kann. Wir wissen inzwischen: das Leben wird gesteuert von den Enzymen, und diese wundersamen Makromoleküle sind hier während der dynamischsten Phase der Entwicklung in der Biographie der Gewächse in Höchstform. Deshalb gehören auch **Keimgemüse** und besondere Formen des keimaktivierten Getreides (siehe weiter unten) zur enzymaktivierenden Kost, und wer es besonders genau nimmt, für den sollten sie sogar an die Spitze rücken.

Interessant in diesem Zusammenhang: Multiple Sklerose bringt man heute in Verbindung mit der Tätigkeit sog. Slow-Viren. Vor längerer Zeit bereits war es Dr. Evers, der gegen das Leiden (und den Widerstand seiner Standesgenossen) eine nach ihm benannte Diät entwickelte, in deren Zentrum ein Müsli mit gekeimtem Getreide steht.

* Insbesondere im fernen Osten versteht man sich auf die vielfältigen Formen der Fermentation, der Herstellung von haltbaren Lebensmitteln mit Hilfe von Hefen und Bakterien. Bei der Sojasauce handelt es sich um das wohl bekannteste Produkt dieses Nahrungsmittelzweiges.

* Vermeidung bzw. **Ausschaltung von Hemmsubstanzen** (Inhibitoren) für die Enzymaktivität. Bestimmte Schwermetalle und Freie Radikale unterdrücken die normale Enzymwirkung, was zu Funktionsstörungen bei Organen und im Zellstoffwechsel führt. Die wirksamsten hier hilfreichen »Antioxidantien« sind bestimmte Vitamine (C, A und E) sowie das Spurenelement Selen. Auch Kochsalz ist unter dem Strich ein ausgeprägter Enzymhemmer, und ähnliches gilt für den Alkohol sowie zahlreiche starkwirkende Medikamente.

Das Säure-Basen-Gleichgewicht

Eine wichtige Grundregulation hilft Gesundheit zu erhalten und Risiken zu vermeiden

Auf welch schmalem Grat wir während der Zeit unseres Lebens wandeln, wird uns nur in Extremsituationen so richtig bewußt: Während der unwirtlichen Jahreszeiten etwa, wenn wir uns »warm einpacken« und am Ofen oder der Heizung aufwärmen müssen, um der Witterung zu trotzen. Oder auf Hochgebirgstouren, bei denen einem auch bei geringfügigen Anstrengungen schnell der Atem knapp wird.

Solche äußeren Faktoren -Umgebungstemperatur, Sauerstoffgehalt der Luft- haben auch ihre innere Entsprechungen. Diese weisen jedoch eine besondere Tücke auf: sie sind der Wahrnehmung weitgehend entzogen, was es dem Menschen schwer macht, sich bewußt gegen mögliche Gefahren zu wappnen.

So muß beispielsweise der Calcium-Spiegel im Blut eine gewisse Höhe aufweisen. Wird diesem Erfordernis durch die Ernährung nicht entsprochen, bedient sich der Körper aus den Depots, den Knochen - Osteoporose kann die Folge sein.

Bekannter ist die Bedeutung des Blutzuckerspiegels und der hier möglichen Störungen (Diabetes).

Ganz besonderes Interesse jedoch zieht seit nun bereits mehr als 50 Jahren ein spezielles, grundlegendes Regulationssystem des Stoffaustausches auf sich, und zwar der **»Säure-Basen-Haushalt«**. Auch in diesem Falle laufen die Prozesse »automatisch« ab. Unser Organismus sorgt dafür, daß wir vom schmalen Pfad des Zuträglichen nicht abkommen. Wir dürfen aber diese Aufsichtsfunktion auch wiederum nicht überstrapazieren und sollten, um Risiken zuverlässig auszuschließen, selbst zu einem »ausgeglichenen Haushalt« durch geeignete Ernährungsmaßnahmen beitragen.

Um was es geht

Im Mittelpunkt steht erst einmal der menschliche Körper. Alle im Organismus gebildeten Flüssigkeiten -Blut, Speichel, Lymphe, Drüsensekrete- müssen im Hinblick auf ihren pH-Wert chemisch Farbe bekennen, sind »sauer« oder »basisch« und können die erwünschten Funktionen nur in dieser Eigenschaft, innerhalb eines engsten Bereiches entfalten.

Stellen wir uns ein etwas eigenwilliges Thermometer vor. Das untere Ende (Minusbereich) beginnt mit 1 und steigt auf bis 6,9, gewissermaßen dem Gefrierpunkt. Dieser Teil der Skala umfaßt chemisch gesehen den sauren Bereich, der nach oben hin immer schwächer wird. Beim 7. Teilstrich haben wir schließlich den neutralen Punkt erreicht, das Säure-Basen-Gleichgewicht. Danach kommen wir in die »gemäßigte« Zone, also in den basischen oder Alkali-Bereich, der bis Teilstrich 14 reicht.

Unser Blut, um das es in unserem Zusammenhang vornehmlich geht und bei dem es sich bekanntlich um einen Saft besonderer Art handelt, ist auf unserer Skala bei 7,4 angesiedelt, also knapp über dem »Gefrierpunkt«, im leicht basischen Abschnitt.

In der Natur schwankt der Thermometerstand oft gewaltig, wie wir täglich erfahren. Der ph-Wert des Blutes darf sich solche Kapriolen nicht erlauben, auch nicht um ein oder ein halbes »Grad«. Wird der Stoffwechsel mit Säuren -z.B. aus tierischen Nahrungsmitteln- kurzfristig geradezu überflutet, so müssen diese neutralisiert werden, und dies geschieht einerseits durch die Ausscheidung über Lunge und Nieren, wie andererseits über eine eigens hierfür zur Verfügung stehende Alkalireserve (Hydrogenkarbonatpuffer).

Halten wir also fest:

Der pH-Wert des Blutes muß konstant bleiben, im leicht basischen Bereich, obwohl die Zufuhr an Säuren und Basen aus der Nahrung ständig natürlichen Schwankungen unterworfen ist. Neben Nieren und Lungen, spielt bei der Regulation die körpereigene Alkalireserve eine zentrale Rolle.

Zuschauer oder Handelnder?

Es ist also der Körper selbst, der mit großem Nachdruck und erheblichen Anstrengungen und Sicherungen dafür sorgt, daß auf diesem Sektor alles hübsch im Gleis bleibt.

Sind wir also nur passive Zuschauer und Nutznießer einer von der Natur sinnreich entwickelten Einrichtung?

Ganz und gar nicht!

Denn was das ewige Wechselspiel der Antagonisten Säuren und Basen (beide werden gebraucht) im Organismus oder Stoffwechsel angeht, so sind wir es, die durch unseren Speisezettel die Akzente setzen.

Und der Mensch hat vor allem in den vergangenen 100 Jahren solche Gelegenheiten reichlich wahrgenommen, leider jedoch dabei so manchen Fehlgriff getan, so z.B. mit einer immer stärker ausgeprägten Vorliebe für säurebildende Nahrungsmittel (Eier, tierische Produkte siehe Tabelle).

Die Naturheilkunde sieht -seit Ragnar Berg, Bircher-Benner u.a.- darin eine der grundlegenden Entwicklungen, die eine Vielzahl therapeutisch schwer beherrschbarer und massenhaft auftretender chronischer Zivilisationsleiden im Schlepptau hatten.

Halten wir also fest:

Als gesundheitlich bedrohlich und bedenklich erweist sich ein hoher Anteil an Säurebildnern, wie er für die Zivilisationskost typisch ist. Eine gesunde Ernährung sollte diesem Umstand Rechnung tragen und für Reserven zur Neutralisierung einer möglichen permanenten Übersäuerung (= Azidose) sorgen.

Was macht eine Nahrung »sauer«?

Es ist -leider- nicht unser Gaumen, der in dieser Frage Auskunft zu geben vermag. Die Rechnung wird in dieser Hinsicht erst aufgemacht, wenn ein Lebensmittel unsere Verdauung durchlaufen hat, wenn also die »Zeche« anfällt. Das Ei beispielsweise, vom Geschmack her völlig unverdächtig, erweist sich danach plötzlich als starker Säurebildner. Und die sprichwörtlich saure Zitrone (prüft man den Saft mit einem Indikator, so zeigt dieser einen starken Säuregrad von 3 auf unserer Skala an) überrascht am Ende dieser Umwandlung als freundliche Basenspenderin.

Zu unserem Glück ist es jedoch nicht der schiere Zufall, an dem sich die Stoffwechselgeister scheiden. Als grobe Faustregel kann in diesem Zusammenhang vielmehr gelten:

* Eiweißreiche Lebensmittel werden während der Verdauung eher »sauer« reagieren.

* Nahrungsmittel mit ausgeprägten Mineralstoffanteilen bilden im Verlaufe des Stoffwechsels eher basische Bausteine.

Bei ersteren entsteht nämlich ein Überschuß an H^+-Ionen (= saure Wirkung, niedriger ph-Wert), im letzteren Falle verbinden sich die Mineralien mit freien Ionen (Hydroxid-Ionen = OH^--Ionen) zu »puffernden« Basen.

Um die basischen Qualitäten eines Lebensmittels zu würdigen, hat sich als weitere Faustregel der **Calcium-Gehalt** besonders bewährt. Diese Komponente schafft es beispielsweise, die Milch in den leicht basischen Bereich zu hieven (andere Milchprodukte wie Hartkäse etwa oder Quark reagieren allerdings schon sauer), obwohl im Hinblick auf die Nährstoffe hier ja das Eiweiß im Vordergrund steht.

Halten wir also fest:

Sauer ist nicht Geschmackssache. Wenn wir von sauren und basischen Lebensmitteln sprechen, so gelten für eine Klassifizierung andere Kriterien als der Eindruck, den sie auf unserem Gaumen hinterlassen.

Dies hat seit gut einem halben Jahrhundert zu großen Mißverständnissen bei gesundheitsbewußten Menschen geführt. Die Frage »sauer oder basisch« entscheidet sich daran, was unsere Verdauung mit den Lebensmitteln anstellt. Hoher Mineralstoffgehalt ist dabei ein Indikator für die erwünschte basische Ausrichtung der gewählten Nahrung.

Säuren & Basen

Macht Sauer krank?

»Vater des Gedankens« waren gleich zwei Persönlichkeiten: der Chemiker Ragnar Berg (1873-1956) und Dr. Friedrich Sander.

Beide gelangten zur Auffassung, daß ein Überwiegen von Säurebildnern in der Nahrung (wohlgemerkt: nicht von sauren Lebensmitteln) eine Hauptursache für das Entstehen der meisten Krankheiten darstellt.

Ein solcher Zusammenhang konnte bislang nicht schlüssig bewiesen werden.

Unbestritten ist jedoch, daß viele Stoffwechsel- und rheumatische Erkrankungen einhergehen mit dem, was man als »latente Azidose« bezeichnet hat, eine Art fortwährender geringfügiger Übersäuerung (Azidose) durch ein chronisches Mißverhältnis von sauren und alkalischen Komponenten unseres Speisezettels.

Alles nur Meinungssache?

Nicht nur die Nahrung bildet ausgeprägte gegensätzliche Fronten: hier Säuren - dort Basen. An diesem Vorgang scheiden sich auch wissenschaftliche Gemüter.

In der herkömmlichen Medizin hegt man großes Vertrauen in die Regulationskraft des Organismus. Es sei, so zeigt man sich überzeugt, ausreichend Fürsorge getroffen -z.B. durch eine fast unerschöpfliche Alkalireserve-, die hier ablaufenden Prozesse (und vor allem den wichtigen pH-Wert des Blutes) ständig unter Kontrolle zu halten. Dies gelte auch für den Fall einer ausgesprochen einseitigen Ernährung.

Die Naturheilkunde setzt hinter solche Selbstsicherheit wohl nicht ganz zu Unrecht ein Fragezeichen. Schon Ragnar Berg vermutete, daß eine unvorteilhafte Nahrungswahl gerade die wichtigen **Ausscheidungs**-Prozesse nachhaltig zu beeinflussen vermag, und zwar dadurch, daß sich »Schlacken« bilden, die in nur unzureichendem Umfange ausgeschieden werden können.

Diese Auffassung lebt heute in Theorien wieder auf, die beispielsweise von Experten wie Prof. Heine (Universität Herdecke) vertreten werden, und in deren Mittelpunkt das Grund- oder Bindegewebe steht. Wie man weiß, können diese komplexen Versorgungsareale mit ihren unzähligen feinsten arteriellen Verästelungen »überschüssige Säuren aufnehmen« (Dr. H. Anemueller), was letztlich auf Kosten der eigentlichen Aufgaben der Gewebe gehen muß und am Ende sowohl die Nährstoffversorgung der Zellen wie auch die Entgiftungsleistung verschlechtert.

Was gewinnen wir durch basenreiche Kost?

Erstaunlich viel, zieht man die sich widersprechenden Standpunkte der Experten zu diesem Thema in Betracht.

Denn eine basenüberschüssige Ernährung mit viel frischen, roh genossenen Früchten sowie einer Aufwertung mit pflanzlichen Mineralstoffen (siehe weiter unten) kann in der Tat zu fast so etwas wie einer permanenten, vitalisierenden Frühjahrskur gereichen.

So ist beispielsweise bekannt, daß Harnsäure bei Basenkost leichter über die Nieren ausgeschieden wird als bei Vorliegen einer Azidose, und es steht auch zu vermuten, daß sich rheumatische Leiden und Gicht, Niereninsuffizienz und Diabetes bei solcher Kost günstiger entwickeln (Anemueller). Ein weiteres Indiz für derartige positive Effekte ist es, daß alle säureüberschüssigen Ernährungsformen (z.B. die Eiweiß-Diät nach Atkins) sich als äußerst belastend und risikoreich erwiesen haben und als Dauerernährung ungeeignet sind.

Unser Speisezettel kann also Überraschungen in jeder Hinsicht bereithalten, unliebsame wie hochwillkommene. Und manches kommt in der verführerischen Verkleidung des Wohlgeschmacks auf den Teller, was dort -jedenfalls in größeren Mengen- eigentlich nichts zu suchen hat. Vorteilhaft ist es deshalb, sich vor den Risiken auch im Hinblick auf den Säure-Basen-Haushalt mit Bedacht zu wappnen.

Hierzu eignen sich in besonderer Weise **pflanzliche Mineralstoffe**, wie sie etwa in Dr. Metz Minactiv vorliegen, einem Naturprodukt, gewonnen aus besonders wirkstoffreichen Tropenpflanzen. Auf natürliche Weise können wir uns damit einen wertvollen Basenspender erschließen. Denn die hier versammelten mineralischen Elemente bringen gewissermaßen die »Eintrittskarte« für unseren Stoffwechsel mit: sie liegen in organischer, also optimal verwertbarer Form vor: gebunden an Eiweiß. Es gibt übrigens kaum ein anderes Lebensmittel, das sich in punkto Calcium-Gehalt so leicht mit diesen pflanzlichen Mineralstoffen messen könnte - und gerade ein hoher Calcium-Anteil ist, wie wir gesehen haben, der deutlichste Hinweis auf besondere »basischen Qualitäten«, und im übrigen auch ein wertvolles Hilfsmittel zur Verhütung von Osteoporose (Knochenbrüchigkeit).

An diesem Punkt erschließt sich wieder einmal die Bedeutung der faszinierenden Elemente-Welt der Mineralien für die menschliche Gesundheit: sie bilden jenes Geflecht an Voraussetzungen, ohne das im Organismus nichts läuft - beispielsweise als Teil von Enzymen, innerhalb unseres Immunsystems (köpereigene Abwehr) und schließlich als korrigierendes Moment jener Grundregulation, die verhindert, daß der wechselreiche Wettbewerb zwischen Säuren und Basen nicht aus dem Ruder läuft.

Abschließend ein Praxis-Tip:

Sie müssen Ihre Nahrung nun nicht mit dem Taschenrechner in der Hand zusammenstellen. Es nützt wenig, wenn es in Veröffentlichungen z.B. heißt, daß die Nahrung »mindestens einen Überschuß von 25 Tausendstel-Verbindungsgewichten an Basenbildnern« (entsprechende Maßeinheiten hatte Ragnar Berg entwickelt) pro Tag enthalten solle.

Schaffen Sie zur Säureflut vielmehr ein bewußtes Gegengewicht durch:

* Obst-Zwischenmahlzeiten statt Kekse u.ä.

* Rohkostspeisen (Salate zum Mittag- und Abendessen)

* frischgepreßte Obstsäfte (kleine Mengen, eventuell verdünnt)

* ergänzende Zufuhr pflanzlicher Mineralstoffe

Denn es sind gerade die pflanzlichen Mineralstoffe, die konkret und praktisch an den beiden Kernstücken des Problems lösend eingreifen: Ein Verhältnis von Säuren zu Basen von 20:80 -wie es viele Autoren empfehlen- wäre in der Regel nur durch »Gewaltakte« und rigorose Umstellung der Ernährung zu bewerkstelligen. Eingeschliffene Eßgewohnheiten lassen sich aber erfahrungsgemäß nur allmählich ändern. Pflanzliche Mineralstoffe ermöglichen es, uns dem optimalen Mischungsverhältnis ohne riskante »Roßkur« zu nähern - sie erlauben also gesunden Wandel im Alltag!

Säure-Basen-Tabelle

Vorweg zur Beachtung: Der Körper benötigt Säure- *und* Basenspender. Beim Überangebot an säurebildenden Lebensmitteln in der modernen Kost ist es ratsam, sich bewußt und schwerpunktmäßig an basenreiche Lebensmittel zu halten.

Der Umstand, daß ein Nahrungsmittel wie Vollkornbrot im »sauren Bereich« auftaucht, disqualifiziert diese Speise nicht. Wir alle wissen, wie wichtig beispielsweise Eiweiß zur Lebenserhaltung ist und auch wenn dieser Nährstoff im Stoffwechselgeschehen H+-Ionen freisetzt, also säuert, so werden wir nicht auf ihn verzichten wollen und können.

Wer sich nach den Richtlinien der Vollwerternährung verköstigt, führt sich reichlich ausgleichende, neutralisierende Nahrungsbestandteile aus frischem Obst und Gemüse zu. Er braucht sich wegen des Verzehrs von Säurebildnern, die ihren wichtigen und unverzichtbaren Platz auf dem Speiseplan haben, nicht zu beunruhigen.

Und schließlich noch ein Hinweis zum vernünftigen Umgang mit unserer kleinen »Säure-Basen-Tabelle«: Die Kennzeichnung der einzelnen Nahrungs- und Genußmittel als schwach, stark sauer oder basisch kommt natürlich erst dann voll zum Tragen, wenn man die Verzehrmengen mit im Blick hat. Es versteht sich von selbst, daß z.b. der -nach Ragnar Berg- ausgesprochen basenreiche Tee als »Alkali-Puffer« weit weniger stark zu Buche schlägt als etwa Kartoffeln. Denn gemeint ist bei ersterem das getrocknete Kraut, das nur in geringsten Mengen Verwendung findet.

Die Aufstellung soll in erster Linie dazu dienen, zu zeigen, mit was wir es zu tun haben, wenn wir bestimmte Speisen zu uns nehmen, ob sie sauer oder basisch im Körper reagieren. Dies kann dann als Grundlage dafür dienen, durch kleine Umstellungen bei der Nahrungsauswahl und die zusätzliche Einnahme pflanzlicher Mineralien ein risikominderndes und in vielfacher Hinsicht wünschenswertes Basen-Übergewicht in der Ernährung zu erreichen.

Leicht basenbildend wirken z.B.:

Milch, Molke

Feldsalat, Chicorée, Schwarzwurzel, Kohlarten

Kirschen, Erdbeeren, Johannisbeeren, Äpfel, Birnen, die meisten

Säuren & Basen

Beerenarten, Aprikosen, Mirabellen, Pflaumen, Zwetschgen, Ananas, Bananen

Speisepilze (Champignons, Pfifferlinge, Steinpilze)

Stärker oder sehr stark basisch wirken:

Kartoffeln

Wurzelgemüse (Sellerie, Möhren, Rote Bete, Schwarzrettich, Radieschen, Kohlrabi, Topinambur)

Blattsalate (Endivien, Kopfsalat, Löwenzahn)

Gewürzpflanzen wie Dill oder Schnittlauch

Gurke, Tomaten, Rhabarber, Lauch, Spinat

Südfrüchte (Apfelsinen, Mandarinen, Zitronen)

Oliven, Rosinen, Weintrauben, Stachelbeeren, Feigen (getrocknet und ganze Frucht), Kastanien

Soja-Saucen

Schwach säurebildend wirken:

Weizenschrot, Vollkornbrot, Hirse, Buchweizen, Nudeln, Hülsenfrüchte (Erbsen, grüne Brechbohnen), Haselnüsse, Mandeln

Stark säurebildend wirken:

Erdnüsse, Paranüsse, Fleisch- und Wurstwaren, Fleischextrakt, Eier, Fisch, Quark, Hartkäse, Reis, Linsen, Zwieback

Noch ein Wort zu einigen Genußmitteln: nach Ragnar Berg ist **Schokolade** ein Säurebildner **Schwarztee** (die getrockneten Blätter) wirkt stark, **Kaffee** (geröstet) leicht basisch **Bier** erweist sich als minimal säurebildend bis neutral, **Wein** als leichter Basenspender.

Der »Faser-Faktor«

Ballaststoffe - Hilfe -nicht nur- für den Darm

Bereits vor 50 Jahren wußte man über die Bedeutung der wichtigsten Vitamine recht gut Bescheid. Die Rolle der Mineralstoffe im menschlichen Stoffwechsel erschloß sich etwas später. Selbst unsere Kenntnisse über einen »Newcomer« unter den Spurenelementen (Stiftung Warentest, April 1992) wie das Selen sind inzwischen gute 20 Jahre alt, wenn auch die Einzelheiten seines umfassenden Wirkungsspektrums natürlich auch heute lange noch nicht aufgeschlüssel sind.

Einen Gesichtspunkt jedoch innerhalb der zeitgenössischen ernährungswissenschaftlichen Medizin gibt es, dessen eigentliche Bedeutung erst in unseren Tagen voll ins Scheinwerferlicht der Forschung gerät: gemeint sind die Ballast- oder Faserstoffe unserer Nahrungsmittel. Diese Substanzen helfen nicht nur beim Abnehmen und bringen die Verdauung in Schwung. Sie zählen vielmehr zur Gruppe der unverzichtbaren Schutzstoffe, also zur »Gesundheitspolizei« des Körpers. Noch in den 70er Jahren stieß der englische Arzt Dr. Denis Burkitt überwiegend auf Skepsis, wenn er darauf hinwies, daß Darmkrebs und Herzkrankheiten in solchen Bevölkerungen signifikant selten vorkommen, deren Nahrung ausgesprochen faserstoffreich ist. Auch wenn die Experten immer noch ziemlich am Anfang stehen, so ist doch klar: ein ganzes Panorama an Gefährdungen tut sich auf, wenn wir dem »Faser-Faktor« nicht genügend Platz auf dem Speisezettel einräumen. Denn auf zahlreichen Krankheitsfeldern hat die Medizin den Mangel an Ballaststoffen als Mit-Verursacher identifiziert. Dies gilt sowohl für Herz- und Kreislauferkrankungen als auch bei Darmerkrankungen (ob nun Krebs oder Hämorrhoiden), Gallen- und Nierensteinen oder Diabetes.

Ein solches folgenreiches Defizit ist bei uns an der Tagesordnung: 20 g Ballaststoffe pro Tag verzehrt der Bundesbürger im Durchschnitt. Zum Vergleich: der Untertan des Deutschen Kaiserreiches beispielsweise brachte es auf etwa 100 g. Ein Mehrfaches der heute verzehrten Mengen wäre also angemessen, 30 bis 40 g sollten es unbedingt sein.

"Faser-Faktor"
Was man fälschlich »Ballast« nennt

Ballast- oder Faserstoffe nennt man jene Bestandteile, welche die pflanzlichen Zellwände aufbauen und die als Gerüst, Stütz- und Füllgewebe dienen. Im einzelnen sind dies Cellulose, Hemicellulose, Lignin und Pektine (letztere kommen vor allem in Obst vor).

Es handelt sich dabei -mit Ausnahme des Lignins- um Kohlenhydrate, denen eines gemeinsam ist: sie alle können von den menschlichen Verdauungskräften nicht aufgeschlossen werden. Sie sättigen, besitzen aber keinen eigenen Nährwert, was sich als sehr vorteilhaft im Kampf gegen das weitverbreitete Übergewicht erweist.

Bezeichnend und vorteilhaft ist überdies die Eigenschaft, Wasser zu binden. Ballaststoffe quellen im Verdauungstrakt auf, füllen den Darm und sorgen für eine bessere Durchblutung der Schleimhäute sowie, durch die Dehnungsreize, für eine angeregte Darmbewegung (Peristaltik).

Wie kommt es nun aber, daß sich etwas als überaus nützlich erweist, von dem wir -energiemäßig- eigentlich gar nichts haben?

Die Erklärung liegt darin, daß den unverwertbaren Pflanzenbestandteilen innerhalb der Verdauung eine besondere Funktion zukommt. Dieser Prozeß hat sich über lange entwicklungsgeschichtliche Zeiträume eingespielt, und seine inneren Notwendigkeiten konnten durch den grundlegenden Ernährungswandel, der seit der Industrialisierung einsetzte und die Ballaststoffe zurückdrängte, in keiner Weise außer Kraft gesetzt werden. Es waren eben diese veränderten Speise-Gewohnheiten, die die Wissenschaft auf die Spur der essentiellen, zufuhrnotwendigen Ballaststoffe führten. Denn ohne sie gerät der Darm gründlich »außer Takt« und wie sich zeigte, bleibt es nicht bei lokalen Störungen.

Warum Faserstoffe unverzichtbar sind

Mehrere Mechanismen sind es, so hat man inzwischen herausgefunden,, welche die Faserstoffe unverzichtbar machen:

* Die Darmbewegung wird merklich beschleunigt. Dies führt nicht nur zu einer »geregelten Verdauung«. Es bedeutet auch, daß eventuelle

Schadstoffe (darunter wie man weiß auch krebserregende Substanzen) schneller »durchgeschleust« werden. Darüber hinaus werden sie durch das Wasserbindungsvermögen der Fasern noch verdünnt. Folge ist eine geringere Reizung der Darmschleimhäute. Es kommt seltener zur Ausbildung sog. Divertikel (Ausstülpungen der Darmwand), von denen meist ältere Menschen betroffen sind.

* Ein zweiter Wirkungsschwerpunkt betrifft den Cholesterinstoffwechsel und damit indirekt auch Herz und Kreislauf. Ballaststoffe (vor allem Pektin und Lignin) sind nämlich in der Lage, Gallensäure zu binden und ihre Ausscheidung zu fördern. Dies wiederum veranlaßt die Leber, vermehrt Gallensäure zu bilden, und zwar aus Cholesterin: der Cholesterinspiegel des Blutes sinkt - und damit ein Risikofaktor für das Entstehen arteriosklerotischer Gefäßleiden.

Abgesehen von solchen physiologischen Zusammenhängen, die klinisch gut belegt sind (*K.W. Heaton, E.W. Pomare* u.a.) gibt es auch Untersuchungen, die einen Zusammenhang zwischen ballaststoffreicher Kost und einer verminderten Sterblichkeit an Herzleiden belegen. Gleichzeitig verringert sich die Wahrscheinlichkeit, an Gallensteinen (sie bestehen u.a. aus Cholesterin) zu erkranken.

* Ballaststoffe wirken nicht nur verdünnend auf eventuell vorhandene Schadsubstanzen. Es wird auch diskutiert, daß sie diese zu binden und auszuscheiden vermögen. Belegt ist ein solcher Zusammenhang für das Schwermetall Cadmium.

* Für den Diabetiker werden die Ballaststoffe durch folgenden Mechanismus zur wertvollen Hilfe: sie bewirken, daß der Zucker aus der Nahrung nur langsam ins Blut aufgenommen wird. Die Blutzuckerkurve steigt nach dem Essen weniger steil an. Es wird weniger Insulin benötigt bzw. das geschwächte Organ wird nicht überfordert (*Prof. C. Leitzmann*).

* Wir haben gesehen: Faserstoffe dienen dem Menschen nicht als Energiequelle. Und doch scheiden wir sie nicht einfach wieder unverwertet aus. Denn die Bakterien des Dickdarms finden in solchen Kohlenhydraten, besonders der Hemicellulose aus Getreide, eine willkommene Nahrung, was zu einer »positiven Veränderung der Besiedelung des Darmes mit diesen Mikroorganismen führt« (*F. Siegenthaler*).

Auch dies scheint ein nützlicher, notwendiger Vorgang zu sein. Denn es sieht so aus, als könnten bei Störungen der Darmflora und/oder bei ballaststoffarmer Kost vermehrt Gallensalze zu krebserzeugenden Stoffen umgewandelt werden.

Schon diese kurzgefaßte, aktuelle Forschungsübersicht hat ein ganzes Bündel an Schutzeffekten erkennbar werden lassen. Wie können wir diese Einsichten nun jedoch am wirkungsvollsten in die Praxis umsetzen?

Die Ratschläge sind hier traditioneller Art und doch auch andererseits neuartig.

Einmal stehen uns vielfältige Getreideprodukte zur Ballaststoff-Versorgung zur Verfügung, und mit ihrer Hilfe sollte zumindest die Hälfte des Bedarfs gedeckt werden. Es muß sich dabei jedoch um Vollkornerzeugnisse handeln, da sich die Ballaststoffe in den Rand-schichten des Samens konzentrieren. Hinzu kommen frisches Gemüse und Obst. Skeptischer sind die Fachleute, was den Nutzen »reiner« Ballaststoffe in Form von Kleie oder Tabletten angeht. Hierbei kann der Konsument leicht des Guten zuviel tun. Insbesondere muß auf reichliche Flüssigkeitszufuhr geachtet werden.

Ballaststoffgehalt einiger ausgewählter Lebensmittel:

(jeweils pro 100g)

Weizen, ganzes Korn = 9,6 g; **Roggen**, ganzes Korn = 13,4 g;

Hafer, entspelzt = 9,3 g; **Naturreis**, gekocht = 1,1 g;

Weizenvollkornbrot = 6,9 g; **Kartoffeln** = 2 g;

Bohnen, gekocht = 7,5 g; **Erbsen**, gekocht = 5 g;

Möhren = 3 g; **Broccoli** = 4 g; **Weißkohl** = 3 g; **Gurken** = 0,9 g;

Äpfel = 2,3 g; **Haselnüsse** = 7,4 g

Zum Vergleich: Der ungewöhnliche Wirkstoffspender **Erdmandel**, auf den wir jetzt gleich noch zu sprechen kommen werden, weist einen Gehalt an wertvollen **Faserstoffen von nicht weniger als 33 g** auf! Es lohnt sich deshalb, mehr darüber zu erfahren.

"Faser-Faktor"

Eine hochaktuelle Alternative: Die Erdmandel

Als ganz besonderer Spezialist unter den »hochwertigen Ballast-stoffspendern« hat sich überraschend eine bei und fast unbekannte Pflanze erwiesen. Es handelt sich um die **Erdmandel**, die wir in unserem einleitenden ABC medizinisch wirkender Lebensmittel bereits kurz porträtiert haben.

Im Mittelmeerraum ist das Gewächs mit dem botanischen Namen Cyperus esculentes aus der Familie der Rietgräser vielen Verbrauchern durchaus ein Begriff. Man preßt daraus beispielsweise ein gesundheit-lich wertvolles Öl, und während der sonnenverwöhnten Sommermonate dient es als Grundlage für wohlschmeckende Erfrischungsgetränke. Verwendet werden für alle solche Erzeugnisse immer die ergiebigen Erdknollen. Sie zeichnen sich durch einen besonderen Inhaltsreichtum an wertspendenden biochemischen Verbindungen aus. Darüber hinaus weisen sie ein Merkmal auf, das sie gänzlich von ähnlich vielseitigen Wirkstoffspendern unterscheidet: den ganz beachtlichen Anteil an Faserstoffen. 100 g der Wurzelsubstanz enthalten praktisch den ganzen Tagesbedarf, nämlich mehr als 30 g.

Wegen der zentralen Rolle, die der Darmgesundheit im Hinblick auf die Vermeidung von chronischen Leiden zukommt -dies reicht von Lebererkrankungen, Rheuma bis zu Allergien oder Krebs-, gelangte man deshalb vor einigen Jahren in einem wissenschaftlichen Gutachten zu dem Schluß, daß die Hauptbedeutung der Erdmandel, der wichtigste gesundheitliche Gewinn, den wir aus ihrem Verzehr ziehen können, in der Ballaststoffwirkung zu suchen ist.

Diese sei im folgenden etwas genauer dargestellt, wobei zuerst ein Blick auf eine ernsthafte Erkrankung gelenkt werden soll, die trotz aller Forschungsanstrengungen und Aufklärungskampagnen immer noch Zuwachsraten aufweist.

Ballaststoffe gegen den Darmkrebs

Ihre Hauptwirkung entfalten die Faserstoffe aus den Pflanzen im Dickdarm. Dort werden sie vor allem durch die Vermittlung der physiologischen Darmbakterien zu nützlichen Werkzeugen für eine umfassende Schleimhautpflege und zu einer der besten Versicherungen gegen das Auftreten von Darmkrebs.

"Faser-Faktor"

Dieses Leiden steht in der Statistik der Tumorerkrankungen sowohl bei Frauen (nach Brustkrebs) wie auch bei Männern (nach Lungenkrebs) an zweiter Stelle, und Experten sprechen davon, das die Krankheit »in erschreckendem Maße zunimmt«. Sichtbarstes Zeugnis dafür vor Ort: In Krankenhäusern hat sich »binnen 10 Jahren die Anzahl der Darmkrebsoperationen verdoppelt« (so der Chirurg Prof. Dr. Hanshelmut Thiele). Darmkrebs stellt also eines der schwierigsten Problemfelder, einen Brennpunkt der modernen Medizin dar.

Bestimmte Veränderungen im Dickdarm -beispielsweise das Auftreten von Divertikeln oder Polypen- bringt man in Verbindung mit der ballaststoffarmen Zivilisationskost. Aus Darmpolypen entstehen nun jedoch, wie man seit längerem weiß, in etwa einem von zehn Fällen schließlich maligne Tumoren.

Eine bewußt faserreiche Schutzkost, die sowohl Stoffwechselgifte bindet als auch für ein im Dickdarm willkommenes (da entgiftendes) saures Milieu sorgt, gehört deshalb zu den wichtigsten Grundvoraussetzungen, um die »Wurzel der Pflanze Mensch« (als solche bezeichnete Dr. Franz Xaver Mayr den Darm) funktionstüchtig und gesund zu erhalten.

Die Effekte der Erdmandel-Fasern

* Die Erdmandelflocken bringen mit ihren speziellen Ballaststoffen vor allem Fülle in den Verdauungstrakt. Dies beschleunigt die Darmpassage des Nahrungsbreies beträchtlich und vermehrt sein Volumen. **Stuhlverstopfung wird dadurch in aller Regel innerhalb von wenigen Tagen zuverlässig beseitigt** - ganz ohne Nebenwirkungen!

* Die für den Dünndarm unverdaulichen Bestandteile der Erdmandel-Fasern bewirken im Dickdarm eine Art Revolte innerhalb der **Darmflora**. Die nützlichen, zuvor von Fäulniserregern u.ä. unterdrückten Milchsäurebakterien gewinnen dabei die Oberhand. Das Darmmilieu gleitet in der Folge innerhalb nur kurzer Zeit aus der riskanten Dysbiose in die hocherwünschte Eubiose über. Solche Verschiebungen innerhalb der Darmflora konnten tatsächlich in den erwähnten klinischen Untersuchungen aus den 80er Jahren bei vielen Patienten mit zuvor schweren Verdauungsstörungen beobachtet werden.

* Bemerkenswert ist auch, daß mit einer solchen Spezial-Müslinahrung sogar Entzündungen von **Divertikeln** »behandelt« und beseitigt werden

konnten. Erfreulich war überdies, daß sich zahlreiche unangenehme Beschwerden, wie etwa Blähungensneigung, schnell gaben.

Dies alles deutet darauf in, daß die Erdmandel mit ihren besonderen Gehalten regulierend auf die Koordination der Verdauungsabläufe einwirkt und so zu einer verbesserten, stimmigeren Nahrungsverwertung ohne schädliche oder auch nur unangenehme bzw. störende Symptome führt.

Ein Schlüssel zur Gewichtsreduktion

Nicht nur Dickdarmkrebs steht im Zusammenhang mit dem Rückgang des Ballaststoffverzehrs infolge moderner Ernährungsgewohnheiten. Ähnliches gilt für das **Übergewicht**. Denn eines ist ganz klar: Ein hoher Faserstoffanteil in der täglichen Kost (wie für die ursprüngliche »Naturkost« typisch) vermindert natürlich gleichzeitig die Kalorienausbeute, da Zellulose und andere unverdauliche Pflanzenbestandteile kaum Energie liefern. Es kommt jedoch noch etwas hinzu. Wie die Beobachtungen von Dr. Walther Zimmermann (Krankenhaus für Naturheilweisen, München-Harlaching) gezeigt haben, ergibt sich beim Verzehr von Erdmandelflocken eine »deutliche Reduzierung des Hungergefühls und damit eine wirksame Ergänzung von Reduktionsdiäten« - eine Ergänzung, die überdies den geschmacklichen Ansprüchen des heutigen (verwöhnten) Konsumenten gerecht wird. Nicht nur das Halten des Gewichts, sondern auch das Abspecken fällt also mit Erdmandel-Flocken leichter.

Eine »neue Generation« von Ballaststoff-Nahrung

Man könnte nun meinen, Ballaststoffe seien -ob aus Weizen- oder Haferkleie, aus Topinambur oder Zuckerrüben- eigentlich für jeden, der sie nutzen möchte, reichlich verfügbar. Jedoch ist die Ernährungsmedizin mit solchen isolierten Konzentraten nicht sehr glücklich. Sie werden vom Konsumenten auf lange Sicht aus geschmacklichen Gründen nicht akzeptiert. Der Patient bleibt also »nicht bei der Stange«. Außerdem weisen isolierte Fasern zahlreiche Nachteile auf; so binden sie einseitig wertvolle Nahrungsbestandteile, ohne selbst welche beizusteuern. Die Erdmandel bietet hier eine beachtenswerte ganzheitliche Alternative, weshalb Dr. Zimmermann sie ausdrücklich als **»hochwertigen Ballaststoff«** bezeichnet. Man kann in Lebensmitteln

"Faser-Faktor"

wie der Erdmandel auch eine »neue Generation« von Ballaststoff-Trägern sehen. Denn dieses pflanzliche Produkt bietet alles, was ein isoliertes Präparat zu leisten vermag (hoher Faseranteil), verbindet dies jedoch mit einem beträchtlichen Gehalt an zusätzlichen werthaltigen Substanzen: Beispielsweise an verschiedenen Mineralstoffen und Spurenelementen (Kalium, Calcium, Magnesium, Eisen) sowie Vitaminen (u.a. das hautschützende Biotin) und raren »Sekundären Pflanzenstoffen« (wie etwa das bindegewebsstärkende Rutin). Nicht zu unterschätzen ist darüber hinaus ein günstiger Anteil an ungesättigten Fettsäuren, wichtig für hormonähnliche Abläufe im Körper, für Immunsystem und Zellmembranen sowie die Hautgesundheit.

Als Nachwort: Personalien

»Namen sind Nachrichten« - dies gilt in besonderem Maße für die Heilkunde, deren Fortschritte immer an Personen gebunden waren und durch hervorragende Persönlichkeiten vermittelt wurden.

Es ist im Rahmen dieser Schrift natürlich nicht möglich, alle Neuerer und Wissenschaftler zu würdigen, die zu den hier zusammengefaßten medizinischen Erkenntnissen beigetragen haben. Stellvertretend für die Vielen wollen wir an dieser Stelle Heinrich Metz vorstellen, von dem bereits des öfteren in einzelnen Beiträgen die Rede war.

Heinrich Metz legte noch hoch in den 80ern durch seine ungebrochene Vitalität beredtes Zeugnis für den von ihm zeitlebens verfochtenen präventiven Gedanken in der Medizin ab.

Außerdem gilt es, bei dieser Gelegenheit das Andenken der bedeutenden Forscherpersönlichkeit Prof. Emil Abderhaldens zu ehren und zu pflegen. Er hat im Verlauf seiner langen wissenschaftlichen Tätigkeit geradezu Epochales geleistet - was auch in unserem schnellebigen Wissenschaftsbetrieb im Interesse des Patienten nicht vergessen werden sollte.

Schließlich soll hier noch einer der profiliertesten deutschen Naturheilkundler gewürdigt werden: Dr. med. Walter Schultz-Friese aus Überlingen. Seit mehr als einem halben Jahrhundert wirkt er als Arzt und Ernährungstherapeut im Sinne eines ganzheitlichen Lebensschutzes und für die Bewahrung unserer natürlichen Lebensgrundlagen.

Heinrich Metz

4.4. 1899 (Zimmersrode/Hessen) - 1.11.1988 (Kassel)

Landwirt, Erfinder und Unternehmer. Im 1. Weltkrieg schwer verwundet; wissenschaftlich-landwirtschaftliche Ausbildung; Arbeit im elterlichen Gutsbetrieb.

In den 20er Jahren Entwicklung eines aufsehenerregenden Tiefkultur-Pfluges. Schuf nach 1930 ein Verfahren zur naturnahen, werterhaltenden Aufbereitung von Bierhefe. Zur gleichen Zeit gelang es Metz, im

Namen sind Nachrichten

Dienste des Luftfahrtministeriums ein neues, energiesparendes Einspritzverfahren für Motoren zur Anwendungsreife zu bringen.

Nach dem Krieg Unternehmertätigkeit in der Produktion von hochwertigen Hefeerzeugnissen und Engagement in der gesundheitlichen Aufklärung, sowie schon damals bei der Entwicklung von Umweltschutzverfahren zur Kompostierung von städtischen Abfällen.

Die kurzgefaßte Lebensübersicht zeigt bereits, daß es sich bei Heinrich Metz um eine vielseitige Entdeckernatur von ausgesprochen praktischer Begabung handelte- dies jedoch nicht in einem rein »technokratischen« Sinne: Der Mensch und seine Lebens- und Arbeitsbedingungen standen für ihn immer im Mittelpunkt. So fand das Lebenswerk von Heinrich Metz schließlich auch im Problemfeld der menschlichen Gesundheit seinen Kristallisationspunkt. Hier leistete er mit dem nach ihm benannten »METZ-Verfahren« zur Herstellung *cellulär-flüssiger Bierhefe* für die Ernährungspraxis und medizinische Therapie einen bedeutsamen und originären Beitrag. Denn er dachte das Wissen seiner Zeit konsequent zu Ende - eine Eigenschaft, wie sie jeden »Pionier«, auf welchem Gebiet auch immer, auszeichnet.

Zwar gab es über die Bierhefe bereits jahrtausendealte Aufzeichnungen. Die Wissenschaft hatte sich dieser mikroskopisch kleinen Pflanzen angenommen und mit Staunen die hohe Eiweißqualität und den Reichtum an Vitaminen gerühmt. Man verwendete Hefe bereits in der Therapie und Forschung. So gewann z.B. *Prof. Kollath* seine zukunftsweisenden Einsichten in die gesundheitserhaltende Kraft wirkstoffreicher Nahrung u.a. bei der Verabreichung von Hefe.

Diese Praxis hatte bis dahin jedoch einen entscheidenden Mangel: verwendet wurde nur Trockenhefe, also ein Produkt, das im Herstellungsprozeß erhitzt worden war und dadurch einen erheblichen Wertverlust erlitten hatte. Heinrich Metz ließ sich durch das Dogma der zeitgenössischen Fachwissenschaft nicht abschrecken, das da lautete: Bierhefe könne nur durch Trocknung vor dem Verderb bewahrt werden. Es gelang ihm nach einer Reihe von Versuchen am Tierzuchtinstitut der Landwirtschaftlichen Fakultät der Universität Halle schließlich, eine *cellulär-flüssige* und absolut für den Menschen auswertbare Präparation der Bierhefe herzustellen, die höchsten Anforderungen genügte und den vollen Wirkstoffgehalt der lebendigen Hefezellen aufwies. Tatkräftig unterstützt wurde Heinrich Metz dabei

Namen sind Nachrichten

vom Leiter des Physiologischen Instituts der Universität, von *Prof. Emil Abderhalden*. Er untersuchte die Wirkung der von Metz speziell präparierten Bierhefe vor allem an Diabetikern.

Prof. Emil Abderhalden

9.3.1877 (Oberuzwil/St. Gallen) - 5.8.1950 (Zürich)

Schweizerischer Biochemiker und Physiologe. Lehrtätigkeit ab 1908 in Berlin; hauptsächlich dann in Halle (1911-1945); nach dem Krieg kurzzeitig in Zürich.

Bahnbrechende Leistungen bei der Untersuchung von Eiweißstoffen (u.a. Entdeckung von Aminosäuren und Enzymen).

Abderhaldens Veröffentlichungen (z.B. das »Lehrbuch der Physiologie«) waren wissenschaftliche Standardwerke seiner Zeit.

Ähnlich wie bei Heinrich Metz handelte es sich bei Emil Abderhalden um einen unabhängiger Forschergeist, der unkonventionelle Wege zur Erkenntnis zu gehen bereit war. Auch für ihn war die Verantwortung dem Menschen gegenüber ein Antrieb zum Handeln. Deshalb engagierte er sich beispielsweise im sozialen Bereich (u.a. beim Kampf gegen den Alkoholismus). Hauptausdruck fand dieser humanitäre Impetus jedoch in seiner wissenschaftlichen und praktischen medizinischen Arbeit.

Seit Anbeginn seines Forscherlebens war Emil Abderhalden fasziniert von der Vielgestaltigkeit der Eiweißbausteine in der Natur.

Während die zeitgenössische Ernährungswissenschaft nur vom Eiweiß allgemein und von dessen Notwendigkeit für den menschlichen Organismus sprach, entschlüsselte Abderhalden als einer der ersten den schillernden Facettenreichtum dieser Lebens-Substanz schlechthin und die zentrale Rolle, welche die Protein-Verbindungen im Stoffwechsel spielen (Enzyme). Teile dieser inzwischen intensiv betriebenen weltweiten Forschung sind noch heute mit seinem Namen verbunden; so z.B. bestimmte Diagnose-Verfahren, die beim Vorhandensein von spezifischen Abwehrfermenten im Harn auf eine bestehende Schwangerschaft oder eine Krebserkrankung schließen lassen.

Namen sind Nachrichten

Eine gute Eiweißversorgung, dies hatte Emil Abderhalden erkannt, ist keine Frage der Quantität; von erheblich größerer Wichtigkeit ist es, dem Organismus die »richtigen«, qualitativ hochwertigen Protein-Bausteine zuzuführen.

Dieser Gesichtspunkt war es auch, der Abderhaldens Namen schließlich mit der Bierhefe-Forschung verband. Er wußte: Würde es gelingen, das Eiweiß-Potential dieser Natursubstanz ohne den bisher unvermeidlichen Wertverlust bei der Trocknung dem menschlichen Organismus verfügbar zu machen, so könnten sich daraus weitreichende Perspektiven für die medizinische Forschung und Therapie ergeben. Deshalb nahm er regen Anteil an den Versuchen, die Heinrich Metz seinerzeit an der benachbarten Landwirtschaftlichen Fakultät durchführte, und deshalb war er auch bereit, die hierbei entwickelte cellulär-flüssige Bierhefe in seine Untersuchungen einzubeziehen (siehe dazu auch das Kapitel zum Diabetes).

Es ist Emil Abderhaldens bleibendes Verdienst, die Aufmerksamkeit der Wissenschaft auf die Schlüsselrolle hochwertiger Eiweiße im komplexen Stoffwechselgeschehen des menschlichen Körpers gelenkt zu haben. Damit hat er seinen »Mosaikstein« für einen ursächlichen medizinischen Heilansatz angefügt - ein Heilansatz, der helfen könnte, den Teufelskreis der Zivilisationsleiden zu durchbrechen.

Dr.med. Walter Schultz-Friese

* 11.8.1908 in Mecklenburg

Nachkomme einer alteingesessenen und angesehenen Ärztefamilie. Seine Studien führten ihn nach Rostock, Freiburg und schließlich nach Wien, wo er Bernhard Aschner hörte, den Erneuerer der ausleitenden Behandlungsverfahren (Humoraltherapie).

Nach dem Staatsexamen arbeitete Dr. Schultz-Friese fünf Jahre an verschiedenen Universitätskliniken (u.a. als Assistenzarzt von *Jores*).

1938 ließ er sich als Landarzt nieder und baute gleichzeitig in Bad Kleinen das erste Naturheilsanatorium Norddeutschlands auf. Solche hoffnungsvollen Ansätze wurden dann jedoch durch die Kriegsereignisse zunichte gemacht. Nach 1945 wirkte Dr. Schultz-Friese in der damaligen DDR (u.a. bildete er sich hier zum Facharzt für innere Medizin weiter) und machte sich vor allem in der Rheuma-Therapie einen Namen. So begründete er an der großen Medizinischen Klinik in Buch (Berlin-Niederschönweide) einen naturheilkundlichen Zweig, das »Institut für physikalisch-diätetische Therapie«. Konflikte mit dem System veranlaßten ihn Anfang der 60er Jahre, mit seiner Familie in den Westen zu flüchten.

Hier hat Dr. Schultz-Friese durch seine Arbeit mit dazu beitragen können, daß eine wissenschaftlich begründete und am Vollwert-Gedanken orientierte Ernährungsmedizin heute verstärkt Eingang auch in die »offizielle« Heilkunde findet.

Am bekanntesten wurde Dr. Schultz-Friese als führender Verfechter einer biologischen Ganzheitstherapie des Krebses. Seine langjährigen praktischen Erfahrungen und bewährten Empfehlungen legte er auf diesem Gebiet in dem erfolgreichen Ratgeber *»Rezepte für eine krebsfeindliche Vollwertkost«* nieder (Helfer-Verlag/Bad Homburg).

Ein ebenso großes Anliegen war und ist ihm jedoch die »Schicksalsfrage Nervensystem«. Dr. Schultz-Friese setzt sich hier seit Jahrzehnten für Erkenntnisse ein, die erst in unseren Tagen in ihrer ganzen Tragweite gewürdigt werden können: die positiven und heilenden Einflüsse, welche natürliche Vitalstoffkomplexe auf Gedächtnis, Intelligenz und geistige Gesundheit auszuüben vermögen. Erste Hinweise in dieser Richtung ergaben sich bereits in den 30er Jahren, als sich die Inhaltsstoffe der Bierhefe in klinischen Versuchsreihen als besonders geeignet zur Ausheilung von Hirnleistungsstörungen erwiesen *(Dr. Paul Honekamp, Görden)* - ein Wirkungszusammenhang, der sich gerade durch die Erkenntnisse der neuesten Hirnforschung (u.a. zur sog. Alzheimer Krankheit) untermauern läßt.

Niedergelegt wurden diese Erkenntnisse schließlich in der aktuellen Neuerscheinung *»Geistig jungbleiben bis ins hohe Alter«* (nähere Angaben hierzu finden Sie im Anhang dieses Buches).

Heute lebt Dr. Schultz-Friese in Überlingen/Bodensee - und dies nun bereits im 9. Lebensjahrzehnt stehend mit ungebrochener Schaffenskraft.

Liebe Leserin, lieber Leser!

Gesundheit ist möglich – und für jeden von uns machbar, mit einfachsten Mitteln direkt aus dem Heilgarten der Natur. Überzeugen Sie sich selbst: Unsere Rat-Geber sind • lebenspraktisch ausgerichtet und „zupackend", die Empfehlungen leicht und sofort • in Selbsthilfe eigeninitiativ zu verwirklichen. Zwischen geduldigen Worten und gesundmachender Tat klafft kein unüberwindlicher Abgrund, wie dies bei allzu theoretisch ausgerichteten Werken oft der Fall ist.

Verlag Ganzheitliche Gesundheit

Norbert Messing

Postfach 12 17

76 663 Bad Schönborn

Tel. (0 72 53) 37 18 / Fax 3 39 55

http://www.messing-vgg.de

E-Mail: info@messing-vgg.de

Informieren Sie sich! Wehren Sie sich!
Krankmacher JOD

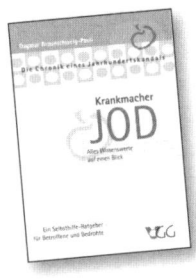

Seit 1989 sind wir Versuchskaninchen in einem sehr riskanten Experiment: Die • **Kochsalzjodierung bringt schwere Gesundheitsrisiken** mit sich und • **macht erwiesenermaßen krank**. Verbraucherschutz existiert auf diesem Sektor nicht mehr:

Kritische Stimmen werden im Keim erstickt, • **„König Kunde" wird systematisch getäuscht**. Denn Jod-Zusätze sind seither • **selbst dann in vielen Produkten drin, wenn davon nichts auf der Packung steht**. Lesen Sie mehr über diesen • **verdrängten Lebensmittel-Skandal**, damit Sie nicht Opfer einer leichtfertigen, unüberlegten Kampagne werden! In unserer Neuerscheinung erfahren Sie ganz konkret, wie Sie die Gefahren erkennen und mindern und wo Sie kompetenten Rat finden.

1. Auflage 2002, 64 Seiten

64 S., € 7,50 / ISBN 3-927124-40-0

„Revolution in der Naturheilkunde!"
Gesund und fit durch Ölsaugen

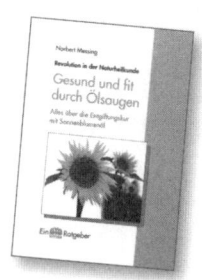

Die Ölziehkur kann bei ganz unterschiedlichen Krankheiten oft erstaunlich schnell helfen: Im Falle von Allergien und Augenleiden ebenso wie bei Kopfschmerzen/Migräne, Infektanfälligkeit, Rheuma (Arthritis, Arthrose) oder Zahnfleischerkrankungen sowie zahlreichen weiteren Leiden. Kaum eine andere Naturheilmethode • **entgiftet den Körper** so gründlich wie die Kur mit Sonnenblumenöl. Außerdem schützt sie sehr wirksam vor gefürchteten chronischen Leiden (Herz-Kreislauf, Stoffwechsel, Krebs u. a.).

In der Neuerscheinung erfahren Sie alles, was Sie für die erfolgreiche Anwendung brauchen. Mit aktuellen • **neuen Erkenntnissen** zu den Wirkungsweisen, einem • **Praxis-ABC der besten therapeutischen Öle**, Techniken wie der • **Ayurveda-Mundspülung** oder • **Aromatherapie**. Der Leser findet ausführliche Hinweise zur Behandlung einzelner Leiden, einschließlich spezieller Ölziehkuren zur zusätzlichen Intensivierung der Entschlackung und Entgiftung.

Neuerscheinung

78 S., € 11,50 / ISBN 3-920788-44-3

Gehirnnahrung & Fitness für die grauen Zellen
Geistig jungbleiben bis ins hohe Alter

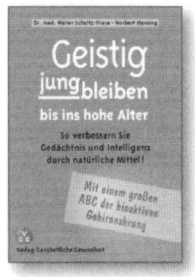

Ein bekannter Ganzheitsmediziner offenbart hier das Geheimnis • **anhaltender geistiger Jugend** und zeigt, wie • **Gedächtnis, Konzentration** und **Intelligenz** dauerhaft erhalten oder gestärkt werden können. Als wahre Lebenselixiere für das Nervensystem erweisen sich dabei • **natürliche Wirkstoffkomplexe**, die auch das wirksamste Mittel darstellen, um schweren Formen von Hirnleistungsstörungen vorzubeugen (Demenz, Alzheimer Krankheit). Bemerkenswerte, geradezu beispielhafte klinische Versuche, die mit solchen „Geheimrezepten" bereits vor Jahrzehnten unternommen wurden, haben hierzu erstaunliche – zwischenzeitlich leider vergessene – Erfolge erbracht. Mit Hinweisen zu geeigneten Methoden des „Hirn-Joggings" und einem • **„Lexikon der gehirnaktiven Bio-Substanzen und Lebensmittel"**.

128 S., € 9,20 / ISBN 3-927124-06-0

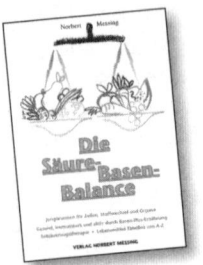

Entsäuerung = Verjüngung & Heilung
Die Säure-Basen-Balance

Macht • **Übersäuerung** krank? Wie lassen sich die entsprechenden Risiken sicher erkennen und meistern? Hier erfahren Sie von ganz überraschenden Möglichkeiten der • **Lebensverlängerung** durch Entsäuerung. Praktische Tipps zur effektiven Schutzkost in Form einer von jedem leicht zu praktizierenden • **Basen-Plus-Ernährung** schließen sich an. Umfassende Tabellen geben Auskunft zum Säure- und Basengehalt aller üblichen Lebensmittel, und zwar auf der Grundlage • **neuester Analysewerte!**
In der 3. Auflage ausführlich beschrieben: Warum praktisch alle chronischen Leiden heilbar sind. • **Azidose-Therapie konkret:** Entsäuerung nach Dr. med. Renate Collier.

3. Auflage
80 S., € 7,70 / ISBN 3-927124-22-2

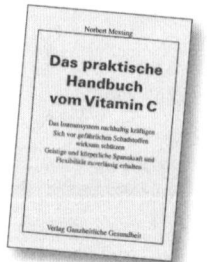

„Wunderwaffe Vitamin C"
Das praktische Handbuch zum Vitamin C

Vitamin C ist eine ganz einzigartige „Superwaffe" der Natur im täglichen Ringen um unseren wertvollsten Besitz: die Gesundheit. Der Ratgeber zeigt Ihnen, wie Sie die geradezu wundersame Wirkung des Stoffes konkret und sofort für Ihr Wohlergehen nutzen und • **Ihr Immunsystem nachhaltig kräftigen** können (z. B. gegen Krebszellen, Bakterien oder Viren). Der Leser erfährt, wie er • **sich vor gefährlichen Schadstoffen zu schützen** vermag (z. B. Schwermetalle oder Chemikalien und Radioaktivität). Es wird darüber hinaus gezeigt, dass es möglich ist, • **jugendliche Frische auch im Alter zu bewahren** und seine geistige und körperliche Spannkraft und Flexibilität ohne Einbußen zu erhalten. • **„Wer meint, er weiß genug über Vitamin C – der irrt!"**

3. Auflage
80 S., € 7,70 / ISBN 3-927124-14-1

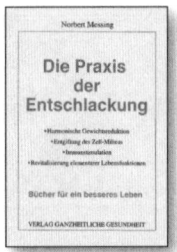

Reinigung bis in die letzte Zelle
Die Praxis der Entschlackung

Das grundlegende Buch behandelt ganz zentrale Fragen: • **Wie reinigen wir das Zellgewebe** des Organismus und erlauben einen ungestörten Nähr- und Wirkstofftransport? Wie schaffen wir aktiv jene Voraussetzungen, die es unserem • **Immunsystem** erlauben, seine vielfältigen Schutzfunktionen schlagkräftig zu entfalten?
Hier nur einige Stichworte aus dem Inhalt: Die wichtigsten Entschlackungskuren. • **Säfte, Kräuter, Wildpflanzen.** Heilkräuter und ihre reinigenden Wirkungen. • **Säure-Basen-Haushalt.** Die Bedeutung des • **Chlorophylls.** Säfte-Cocktails für alle Lebens- und Problemlagen. • **Tagesprogramme für Entschlackungskuren...**

2. Auflage
80 S., € 7,70 / ISBN 3-927124-18-4

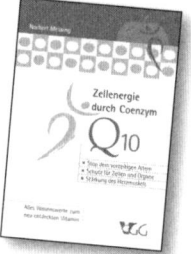

Großer Schritt in Richtung Gesundheit
Zellenergie durch Coenzym Q10

Kaum ein anderer Wirkstoff hat in den vergangenen Jahren soviel Furore gemacht wie das • **„Herzwunder Q10".** Nach zwei Jahrzehnten intensiver Forschung verbindet man damit die allergrößten Hoffnungen. Prof. Karl Folkerts, einer der weltweit führenden Experten urteilt: • **„Q10 als Anti-Alterungsmittel könnte ein großer Schritt für die Menschheit sein!"**
In diesem neuen Ratgeber erfahren Sie alles Wissenswerte zum erst sehr spät entdeckten • **neuen Vitamin Q10,** einem Spurenstoff aus der Gruppe der Coenzyme. Es hat sich gezeigt, dass diese besondere Substanz für die Arbeit des Herzens unerlässlich ist und die Zellen mit jener Energie beliefert, die sie vor Funktionsverlusten und vorzeitigem Verschleiß schützt.

9. Auflage 2003, 32 Seiten
€ 4,35 / ISBN 3-927124-19-2

Sensationell einfach – sensationell gut
Zilgrei – Aktiv gegen den Schmerz!

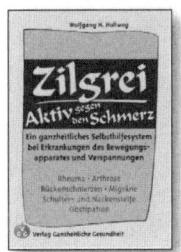

Zilgrei ist ein neuartiges, so einfaches wie wirkungsvolles Selbsthilfesystem bei Schmerzen aller Art (von Rheuma, Bandscheiben bis Migräne). Die Methode kombiniert bestimmte • **therapeutische,** dem Schmerz entgegengesetzte **Bewegungen** mit einer speziellen • **Tiefenatmung.** Beides zusammen verbessert u. a. die Sauerstoffversorgung der erkrankten Organe und erleichtert damit den • **Abtransport von Stoffwechselschlacken.** Gelenke und Gewebe können sich erholen, reinigen, regenerieren. • **Zilgrei hat sich in vielen Fällen bewährt, wo andere Maßnahmen versagten.** Das vorliegende Buch wird vom ZDF und der Stiftung Lesen ausdrücklich empfohlen!

3. Auflage

64 S., € 7,20 / ISBN 3-927124-12-5

Heilung des Körpers durch Sanierung seiner „Wurzel"
Das große Buch der Darmreinigung

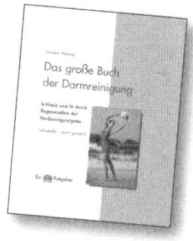

Der vorliegende neue Ratgeber bietet das • **komplette Programm zur Sanierung und Regeneration des Darmes.** Sie lernen darin • **alle bewährten Methoden** kennen (Ayurveda, Heilfasten, Mayr, Molkefasten, Colon-Cleaning nach Gray/Anderson, Heilerde-Anwendungen u. a.) und erfahren viele hilfreiche • **Heilkräuter-Rezepte** – und dies alles zur • **sofortigen Selbsthilfe.** Ein Buch mit 1000 Tipps, Anregungen, Bezugsquellen sowie zahlreichen wertvollen Hinweisen zur • **Überwindung schwerer chronischer Leiden** sowie zum • **Aufbau einer optimalen Darmflora in Eigenregie** durch besondere, selbst bereitete milchsaure Getränke. Ein weiteres Glanzlicht: Vorstellung von • **zahlreichen Bauch-Selbstmassagen** in Wort und Bild! Natürlich ausführlich behandelt: • **Colon-Hydro-Therapie,** Einlauf, salinische Wässer, Lein- und Flohsamen und Geheimtipps wie Kurkuma, Konjacmehl, Yucca und anderes mehr.

Neuerscheinung

150 S., € 14,50 / ISBN 3-920788-42-7

Eine segensreiche Symbiose
Die Darmflora

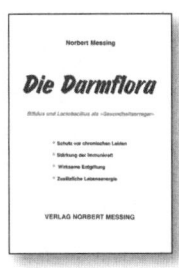

Der moderne Lebensstil schädigt vor allem unsere Verdauung und die ungemein wichtige • **Darmflora.** Hieraus resultieren verschiedene Gefahren (Rückvergiftung aus dem Darm, Krebs, Immunschwäche, Leberschädigungen). Um diesen vorzubeugen, müssen wir die • **Milchsäurebildner** (Bifidus-Arten, Laktobazillen) des Darms durch unterstützende Maßnahmen fördern. Die symbiotischen Darmbakterien werden dadurch zu • **„Gesundheits-Erreger" und Schutzfaktoren ersten Ranges.** Hier lesen Sie, was wir dabei gesundheitlich gewinnen und wie wir das Wissen praktisch in die Tat umsetzen können. Neu und praktisch: Mit einem kleinen „Einkaufsführer" für besonders nützliche symbiosefreundliche Verdauungshilfen.

3. Auflage

32 S., € 4,35 / ISBN 3-927124-25-7

Unterschätzt, aber folgenreich:
Milchallergie!

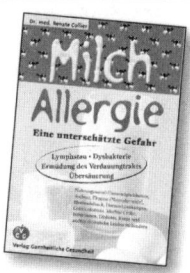

Milch macht viele Menschen krank. Ihr Verzehr fördert ganz früh schon das Auftreten von • **Kinderkrankheiten** und führt später dann u. a. zu • **Verdauungsstörungen,** • **Nahrungsmittel-Unverträglichkeiten,** • **Allergien,** • **Ekzem,** • **Neurodermitis,** • **Asthma.** Die • **Lymphe** wird zähflüssig und **staut sich.** Dadurch kann der Körper nicht mehr entgiftet und entsäuert werden. Warum dies so ist und was wir tun können, um Risiken zu vermeiden, erfahren Sie in dem neuen Ratgeber einer erfahrenen • **Naturheilärztin und Entsäuerungsspezialistin.**

64 S., € 7,20 / ISBN 3-927124-29-X

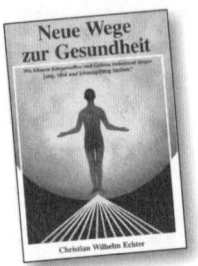

gebunden

196 S., € 13,50 / ISBN 3-927124-13-3

So bleiben Sie jung an Körper und Geist
Neue Wege zur Gesundheit

Das Buch behandelt zentrale Problemfelder des Organismus. Beispielsweise: Wie bremst man den • Alterungsprozess der Körperzellen? Der • präzise funktionierende Darm: ein solides Fundament, um länger jung, gesund und vital zu bleiben. Welche speziellen • Heilwirkungen haben die einzelnen • Gemüse, Obst-, Getreide- und (Wild-) Kräutersorten? Darüber hinaus enthält der Ratgeber zahlreiche Tipps bei Verdauungsstörungen und Kostumstellung, führt nützliche • natürliche Enzymquellen auf und beispielsweise auch 21 pikante und • symbiosefreundliche Rezepte zur Regeneration der lebenswichtigen Darmflora! Der Autor ist Leiter eines Gesundheitszentrums und bildet seit Jahren als Dozent Gesundheits- und Ernährungsberater aus.

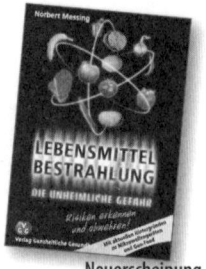

Neuerscheinung

128 S., € 9,20 / ISBN 3-927124-32-X

Krank durch Strahlenkost?!
Lebensmittel-Bestrahlung

Radioaktiv bestrahlte Lebensmittel gibt es bei uns bereits in den Geschäften – mit stark steigender Tendenz. • Schadet solche „Strahlen-Kost" dem Konsumenten? Vieles spricht dafür. Hier erfahren Sie den Stand der unschönen Dinge und • wie Sie sich sofort und in Zukunft effektiv schützen können. Dies gilt auch im Hinblick auf • Mikrowellen (-Geräte) und • Gen-Food. Mit vielen Adressen und einer großen • Übersicht zu Bestrahlungsanlagen und den zahlreichen • bestrahlten Erzeugnissen (von Gewürzen, Gemüsen und Früchten bis Garnelen und Fleisch).

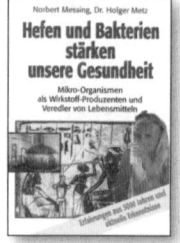

2. Auflage

150 S., € 11,80 / ISBN 3-927124-17-6

Von Probiotika und „heilenden Keimen"
Hefen und Bakterien stärken unsere Gesundheit!

Wussten Sie, dass viele chronische Leiden in einem abwehrstarken Körper keine Chance haben, und dass bestimmte Mikroorganismen für • „Immunität", Unverletzlichkeit sorgen können? Wussten Sie, dass Hefen bei Mykosen (Pilzerkrankungen) helfen? Wussten Sie, dass es bei den Lebensmitteln ein „probiotisches Prinzip" (= für das Leben statt „Antibiotika" = gegen das Leben) gibt? Innerhalb einer solchen hochwirksamen Schutzkost gegen Herzinfarkt, Krebs, Allergien u. a. spielen • fermentierte Lebensmittel (Milchsäurebakterien, Hefen) eine besondere Rolle. Alles Wissenswerte dazu – praktisch ausgerichtet und allgemeinverständlich geschrieben – erfährt der Leser im vorliegenden Ratgeber.

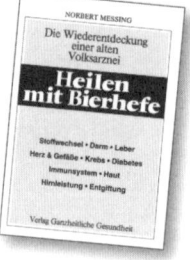

6. Auflage

100 S., € 9,20 / ISBN 3-927124-01-X

Die Wiederentdeckung einer alten Volksarznei
Heilen mit Bierhefe

Bierhefe erweist sich als • Gesundheitsförderer der Extraklasse und gilt als „größte Entdeckung der Ernährungsforschung" – als der • „Wirkstoffmulti" der Natur schlechthin (Vitamine, Enzyme, Spurenelemente, Cholin, Glutathion u. a.). Die Erfahrungen der Medizin sind beeindruckend – ob es nun um • Lebererkrankungen, Diabetes, Herz-Kreislaufleiden, Störungen der • Geistestätigkeit oder den • Schutz vor Umweltgiften geht. Bierhefe zeigt sich als hilfreich bei • chronischen Verdauungsbeschwerden, • Hauterkrankungen, • Hämorrhoiden, und Forschungen deuten sogar auf ausgeprägte • krebsfeindliche Wirkungen hin.

Das Buch erklärt anschaulich und allgemeinverständlich, • wie man die Vorzüge des bemerkenswerten Einzellers optimal und ohne großen Aufwand in der täglichen Ernährungspraxis nutzen kann!

Den Körper entsäuern & entgiften
Die Acidose-Selbstmassage

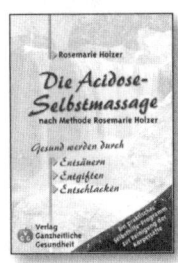

Die Entsäuerung,Entgiftung, • **Entschlackung des Säftesystems** unseres Körpers weist einen naturgemäßen, ursächlichen Weg zur Gesundung,Vitalisierung und zu höheren Stufen des Wohlbefindens. Ein wertvolles und neuartiges Hilfsmittel zur „Klärung der Körpersäfte" stellt die • **Acidose-Selbstmassage** dar. Der Ratgeber enthält ein • **vollständiges Programm** an erprobten und bewährten Übungen – alles anschaulich mit Abbildungen präsentiert und für die sofortige Umsetzung in die Lebenspraxis bestens geeignet. Eigene Kapitel erläutern die Gründzüge und • **Bedeutung des Säure-Basen-Haushaltes** und eines • **intakten Lymphsystems** für unser persönliches Gesundheitsschicksal. Denn eine wirkungsvolle Entgiftung verhindert zuverlässig chronische Leiden und vorzeitiges Altern.

1. Auflage
56 S., € 9,20 / ISBN 3-927124-36-2

Großer Gewinn durch kleinen Verzicht
Fit durch Fasten!

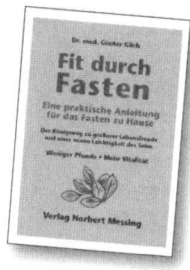

Die aktuelle Neuerscheinung vermittelt alles, was Sie wissen müssen, um eine Fastenkur in Eigenregie erfolgreich und ohne Risiko durchführen zu können. Wichtige Fragen werden vorab geklärt: • **Für wen ist Fasten geeignet? Bei welchen Krankheiten?** Schritt für Schritt erfährt der Leser, wie er vorzugehen und was er zu besorgen hat. Ausführlich wird das bislang vernachlässigte Kapitel • **„Fasten und Entsäuerung"** behandelt, ebenso die • **äußere und innere Reinigung** und schließlich auch das richtige Fastenbrechen. Bewährte • **Rezepte**, Hinweise auf nützliche • **Heilkräuter** sowie die besten • **Fastengetränke** und anderes mehr runden den Ratgeber ab. Der Autor ist ein erfahrener Arzt und Fastenleiter.

1. Auflage
48 S., € 5,20 / ISBN 3-927124-31-1

Nur aus reinen Brunnen schöpfen wir Kraft
Das kleine Handbuch vom gesunden Wasser

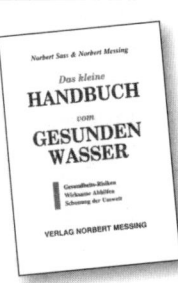

Wasser ist das „Beste aller Dinge" für unsere Gesundheit – doch sind seine Quellen heute oft durch Schadstoffe (Chlor, Nitrat) getrübt. Der neue Ratgeber bietet hier eine Bestandsaufnahme und zeigt beispielsweise, wie • **krebserzeugende Nitrosamine** und • **krankmachende Schwermetalle** vermieden werden können. • **Mineral- und Heilwässer** sowie verschiedene • **Filter-Reinigungssysteme** stehen auf dem Prüfstand. • **Tipps zum Wassersparen** und ein • **umfangreicher Adress-Service** zum sogenannten • **belebten Wasser** nach Schauberger, Grander u. a. runden das Handbuch ab.

1. Auflage
40 S., € 5,20 / ISBN 3-927124-28-1

Mit Rohkost ursächlich und ursprünglich heilen!
Die Gänseblümchen-Therapie

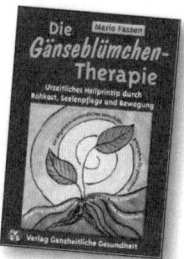

Die Gänseblümchen-Therapie bietet ein • **Selbsthilfe-Programm** zur eigenverantwortlichen Erneuerung unserer meist angeschlagenen Gesundheit. Mittel dazu sind die • **unverfälschten, reinen Gaben der Natur**, also Früchte, grüne Blätter, Wild-, Gewürz- und Heilpflanzen, Nüsse... Nur sie bewahren unsere Lebenskräfte oder stellen diese wieder her. Der Leser erhält exakte Anleitungen zu allen praktischen Fragen der Rohkost sowie • **Anregungen für ein rundum „natürliches und gesundes" Leben** (Urbewegung; geistige Gesetze für Zufriedenheit und Ausgeglichenheit u.a.). Die Gänseblümchen-Therapie repräsentiert das • **eigentliche Heilungsprinzip der Natur**. Wenn wir dem Körper nämlich Raum geben, seine Selbstheilungskräfte zu entfalten, tun sich auch in scheinbar hoffnungslosen Fällen ganz real neue Perspektiven auf.

96 S., € 8,50 / ISBN 3-927124-38-9

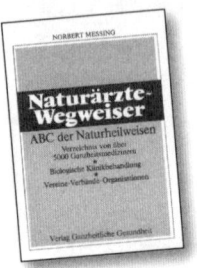

Ein Standardwerk der „sanften Medizin"
Naturärzte-Wegweiser

Das große ABC der Naturmedizin mit vielen Adressen, Infos, Tipps: Anschriften von weit mehr als • 5.000 Bio-Ärzten (Homöopathie, Naturheilverfahren, Akupunktur), • Zahnärzten, Tierärzten. Fast • 100 Kliniken für Ganzheitsmedizin. Szene-Infos: zahlreiche Anlaufstellen für • naturheilkundliche Selbsthilfe. Überblick zu • Ausbildungsmöglichkeiten für Laien (Gesundheitsberater, Heilpraktiker u. ä.) und Therapeuten. Mit ausführlichen zusätzlichen aktuellen Info-Blättern mit Adressen und Anregungen sowie einem Lexikon der erfolgreichsten Bio-Therapien.

6. Auflage
160 S., € 9,20 / ISBN 3-927124-02-8

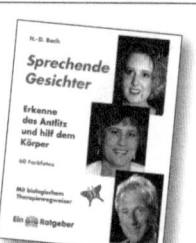

„Erkenne das Antlitz und hilf dem Körper!"
Sprechende Gesichter

Als Standardwerk, das immer zur Hand sein sollte, hat man das Buch nach Erscheinen bezeichnet und gefeiert. Die • Antlitzmethode erleichtert es jedermann, Einblicke in Veranlagungen, Seelenleben des Gegenübers (auch in Gestalt des Spiegelbildes) zu gewinnen. Sie ermöglicht es uns vor allem, • Krankheiten auf einen Blick zu erkennen. Viele Farbfotos schulen den Leser und Betrachter sehr anschaulich und lebensnah in dieser Fertigkeit. An die daraus resultierenden Diagnosen schließen sich aber auch noch • konkrete biologische Therapie-Empfehlungen eines namhaften Naturheilkundlers an.

gebunden
221 S., € 22,50 / mit vielen Farbfotos

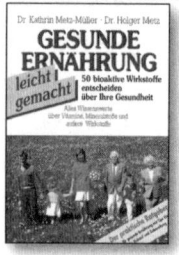

50 „Bioaktive Substanzen" im Überblick:
Gesunde Ernährung leicht gemacht!

Hier erfahren Sie alles Wesentliche über die wichtigsten • 50 bioaktiven Substanzen, aus denen sich Wohlbefinden und Lebensfreude aufbauen. Die ganze Garde an • Schutz- und Wirkstoffen ist vertreten: Vitamine, Mineralstoffe, Spurenelemente und eine Vielzahl ebenso kostbarer Wertspender wie Coenzyme, Cholin, L-Carnitin, Lecithin, Milchsäure... Alle werden übersichtlich tabellarisch vorgestellt, mit Hinweisen auf die gehaltvollsten Lebensmittel, • praktischen Einkaufstipps und Ratschlägen zur • Ernährungsumstellung.

gebunden
104 S., € 11,80 / durchgehend farbig

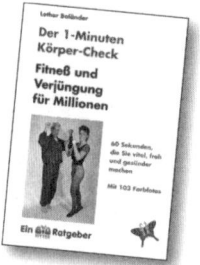

Fitness und Verjüngung für Millionen
Der 1-Minuten Körper-Check

Fernsehsender holten den Autor vor die Kamera, und eine große deutsche Tageszeitung schrieb: „Sportärzte sind begeistert vom • 1-Minuten Körper-Check, den der 65jährige Lothar Boländer entwickelt hat. Sein Programm ist so gut, dass es jetzt als Buch erschienen ist". Mit 48 Jahren hoffnungslos erkrankt, beschloss er, ein neues Leben zu beginnen und verordnete sich den • 1-Minuten Körper-Check, den er selbst entwickelte. Eine • Verjüngungskur, die ihn bald topfit und sogar zum Drachenflieger machte! Das Buch enthält • 103 farbige Abbildungen und ein • großes Übungsposter.

Neuauflage
80 S., € 10,20 / mit gr. Übungsposter

Das „Stück Lebenskraft" auf dem Prüfstand
Krank durch Fleisch?!

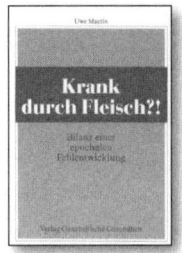

Sind Fleischwaren dem Menschen wirklich zuträglich und angemessen? Wie steht es um • **Tierarzneimittel**, Hormone, um • **ethische Aspekte** der Massentierhaltung?

Der vorliegende Ratgeber präsentiert alles Wesentliche zum Thema einschließlich eines ausführlichen Anschriftenkataloges (Verbraucherschutz-Initiativen u. a.).

1. Auflage

48 S., € 5,20 / ISBN 3-927124-09-5

Verschlüsselte Körperbotschaften erkennen
Sinn der Krankheit

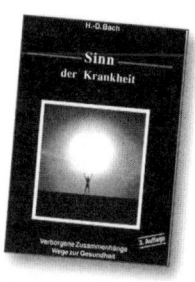

Dem Wissenden, der genau hinzuschauen gelernt hat, offenbaren sich gerade im Falle von körperlichen Leiden unerhört wertvolle • **verborgene Sinn-Zusammenhänge**. Die Entschlüsselung dieser geheimen Botschaften bietet ein vollständiges • **Programm für die Heilung vielfältiger belastender Krankheiten**, egal welcher Art oder Ursache. Der Autor des Ratgebers, ein renommierter Naturheilkundler, weist hier präzise nach, warum bestimmte • **negative Gefühle ein ganz spezielles Organ erkranken lassen**. Er zeigt aber auch auf, welche positiven Empfindungen die Organe wieder gesund machen und ergänzt dies durch ausführliche • **naturmedizinische Behandlungsempfehlungen**.

3. Auflage

232 S., € 15,50 / Standardwerk!

Sich besser fühlen durch Fingerdruck
Japanisches Heilströmen

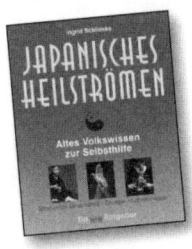

Das • „**Heilströmen**" hat nichts mit Elektrizität aus der Steckdose zu tun. Das Geheimnis dieser uralten fernöstlichen Methode sitzt vielmehr • **in besonderen Energiepunkten** unseres Körpers. Was Sie im Fall einer Befindlichkeitsstörung brauchen – ob nun bei Schmerzen oder Erkältungen – sind nur Ihre eigenen Finger. Schon nach wenigen Tagen Anwendung fühlt man eine deutliche • **Vitalisierung**. Oder man wendet das Heilströmen zur allgemeinen Kräftigung und innerhalb einer • „**energetischen Hausapotheke**" bei allen akuten Problemen an. Ingrid Schlieske, die das Heilströmen seit langem praktiziert, bestätigt: • „**Ich fühle mich heute mit meinen 60 Jahren doppelt so gut wie vor 20 Jahren!**"

gebunden, 217 Seiten

€ 22,50 / viele farbige Abb.

ABC der Aromen und Heil-Essenzen
Im Garten der Düfte

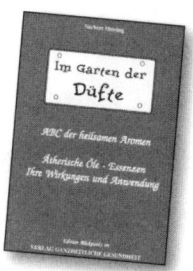

In diesem übersichtlichen Werk erfahren Sie alles über die Möglichkeiten • **heilsam-balsamischer Duftöle** für alle Lebenslagen, für kranke und gesunde Tage, Körper und Seele.

Aus dem Inhalt: Was sind „ätherische Öle" oder „Essenzen"? Hauptwirkungsweise der Duftöle, Duftöle in der Anwendung (Inhalation, Massage, Einnahme, Duftlampe), • **Therapie mit Aromen**, großes • **Lexikon der Duftöle** (von Anis bis Zypresse).

80 S., € 7,70 / ISBN 3-927124-20-6

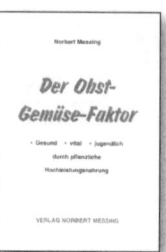

3. Auflage
32 S., € 4,35 / ISBN 3-927124-24-9

Motto fürs neue Jahrtausend: „Fit mit Früchten!"
Der Obst-Gemüse-Faktor

Die Medizin ist dem Geheimnis jener Stoffe auf der Spur, die • Gesundheit erzeugen und dadurch • wirksamer als alle Arzneien vor Herzinfarkt, Krebs, Stoffwechselstörungen, Rheuma, (Nahrungsmittel-) Allergien, Leistungsverlust im Alter schützen. Die Stoffe haben viele Namen (z. B. Flavonoide, Steroide), ihre Quelle ist jedoch leicht zu benennen: vornehmlich besondere Früchte aus Feld und Flur. Wie Sie diesen lebensrettenden • Obst-Gemüse-Faktor am besten für Ihr persönliches lebenslanges Fitnessprogramm nutzen können, erfahren Sie kompakt und gut lesbar in diesem kleinen Erfolgstitel.

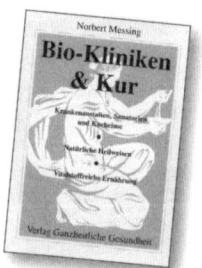

4. stark erweiterte Auflage
240 S., € 12,30 / ISBN 3-927124-03-6

Das Standardwerk in neuer, aktualisierter Auflage
Bio-Kliniken & Kur

Vorstellung von mehr als • 700 Krankenhäusern, Ganzheitskliniken, Kurheimen, Hotels und Pensionen mit Naturheilweisen und alternativen Kostformen, ob nun Vollwertkost, Trennkost oder vegetarische Ernährung aus Bio-Anbau. Jeweils mit • Heilanzeigen (Herz-Kreislauf, Bewegungsapparat, Allergien, Stoffwechsel usw.). • Lexikon naturmedizinischer Fachbegriffe. • Wer trägt die Kosten für stationäre Behandlungen? Mit Hinweisen auf besondere, • ungewöhnliche Therapieformen (Gerson-Diät, Breuß, Rohkost-Heilfasten und vieles andere mehr). Ausführliche Tipps für den • Gesundheits-„Kurlaub" unter anderem mit Seminaren (von gesunder Vollwertküchenpraxis bis Reiki, Yoga, Ayurveda u. ä.).

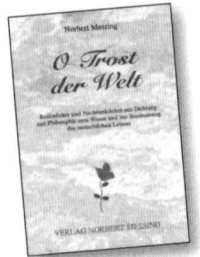

Beachten Sie die Staffelpreise!
56 S., € 5,20 / ISBN 3-927124-21-4

Nahrung für die Seele
O Trost der Welt

Ein ermunterndes, ermutigendes Geschenk für sich und nahestehende Menschen. Das kleine Buch gibt • wertvolle Gedanken aus Dichtung und praktischer Philosophie zu den wirklich bedeutenden Fragen unserer Existenz weiter. Sie verleihen • seelische Kraft und Stärke, helfen dabei, seine Tage gelassener, freudvoller zu verbringen und zur • wahren Lebenskunst zu finden. Die behandelten Themen sind zeitlos: Liebe, Heimat, Natur, Glück, Gesundheit, Achtsamkeit, Beruf(ung), menschliche Bestimmung, Suchen und Glauben...

Den kleinen Ratgeber durchs gelegentlich verschlungene (Gefühls-) Labyrinth des Lebens gibt es zum • „Geschenk-Staffelpreis": Grundpreis € 5,20. Bei Abnahme von 2-4 Expl. à € 4,10. Ab 5 Expl. à € 3,60. Bei Bestellung von 10 Expl. kostet ein Buch nur € 3,10.

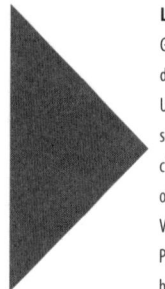

Liebe Leserin, lieber Leser!

Gesundheit ist möglich – und für jeden von uns machbar, mit einfachsten Mitteln direkt aus dem Heilgarten der Natur. Überzeugen Sie sich selbst:

Unsere Rat-Geber sind • lebenspraktisch ausgerichtet und „zupackend", die Empfehlungen leicht und sofort • in Selbsthilfe eigeninitiativ zu verwirklichen. Zwischen geduldigen Worten und gesundmachender Tat klafft kein unüberwindlicher Abgrund, wie dies bei allzu theoretisch ausgerichteten Werken oft der Fall ist.

Verlag Ganzheitliche Gesundheit – Norbert Messing

Postfach 1217 · 76663 Bad Schönborn · Telefon (07253) 37 18 · Fax (07253) 3 39 55

http://www.messing-vgg.de · E-Mail: info@messing-vgg.de